"互联网+"
阿尔茨海默病患者安全防护信息技术集成应用

柳　欣◎著

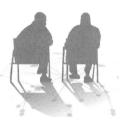

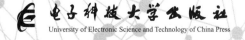

电子科技大学出版社

University of Electronic Science and Technology of China Press

·成都·

图书在版编目(CIP)数据

"互联网+"阿尔茨海默病患者安全防护信息技术集

成应用 / 柳欣著. -- 成都：成都电子科大出版社，

2025. 1. -- ISBN 978-7-5770-1327-5

Ⅰ. R749.1-39

中国国家版本馆CIP数据核字第20246AU172号

"互联网+"阿尔茨海默病患者安全防护信息技术集成应用
"Hulianwang+" A'ercihaimobing Huanzhe Anquan Fanghu Xinxi Jishu Jicheng Yingyong

柳　欣　著

策划编辑　杨仪玮
责任编辑　雷晓丽
责任校对　杨仪玮
责任印制　段晓静

出版发行　电子科技大学出版社
　　　　　成都市一环路东一段159号电子信息产业大厦九楼　邮编　610051
主　　页　www.uestcp.com.cn
服务电话　028-83203399
邮购电话　028-83201495

印　　刷　成都久之印刷有限公司
成品尺寸　170 mm×240 mm
印　　张　13.75
字　　数　262千字
版　　次　2025年1月第1版
印　　次　2025年1月第1次印刷
书　　号　ISBN 978-7-5770-1327-5
定　　价　82.50元

前言

党的十九大做出了"实施健康中国战略"的重大决策，习近平提出"要为老年人提供连续的健康管理服务和医疗服务"，这意味着政府已将维护老年人群健康提升到国家战略高度。党的二十大报告提出"实施积极应对人口老龄化国家战略，发展养老事业和养老产业"。伴随着中国老年人口死亡率降低和不同出生队列进入老年人口行列，在推进"健康与积极老龄化"的宏观背景下，如何依托恰当的照顾政策为失能和失智老人提供人性化服务等问题尚需进一步探究。而"健康中国战略"聚焦的重点是对目标人群实施健康的精准干预，其中又特别提及要向失能和失智等高风险老年人群提供预防、治疗和康复服务，同时探索建立老年人整合照顾制度。面对数量快速增长的失能和失智老人群体，我们该如何应对，才能打破老龄困局？

一、老龄困局：阿尔茨海默病患者数量快速增长，照顾和治疗任重道远

高龄失能和失智老人的照顾问题是人口老龄化过程中必然出现的结果。全国老龄办发布的《第四次中国城乡老年人生活状况抽样调查成果》显示，预计到2050年，我国老年人口数将达到峰值4.87亿，占总人口的34.9%。

数量庞大的高龄失能和失智老人群体的疾病症状通常是复杂的，需要技术复杂的高级护理及姑息治疗等措施来应对。如果对该特殊人群不加以重点关注，这一问题将成为中国经济和社会发展的阻碍。英国经济学家琳达·格拉顿（Lynda Gratton）在《百岁人生

——长寿时代的生活和工作》一书中提出："如果我们都将活到100岁，我们的生活和工作要怎么办？"在私人或公共领域，面对老龄困局，对于在世时间更长的高龄失能和失智老人，我们能做些什么？美国心理学家Neimeyer在《走在失落的幽谷》中曾提到，失落是失能和失智老人必须面对的残酷现实，他们失落的包括健康、亲人、自理能力等原本触手可及的内容。他们因为生理机能退化，逐渐失去生活自理能力。这种缺失导致巨大的生活照料和护理服务的需求，日渐成为失能和失智老人的照顾困局。

高龄失能和失智老人处于疾病增长和自理弱化的相互交叉过程中，单一的医疗照顾已较难满足他们的需求。现阶段，我国失能和失智老人的照顾政策尚需进一步完善，家庭照顾仍是主流照顾方式，老年人大多依靠家庭照顾者照料，这令一些家庭照顾者不堪重负。照顾压力是在不断变动的过程中形成的，内在和外在的压力源会降低照顾者的因应能力，导致身心受损。作为主要照顾者的成年子女，他们也将面临身体、心理、社会等层面的压力。失能与失智已被列为全球公共卫生优先考虑的病症，它严重影响老年人及其家人的生活质量，对老年人、照顾者、家庭和社会均造成巨大影响，易产生社会隔离。

对失能和失智老人的照顾不仅是家庭问题，同时也是社会问题。现阶段，全社会防范老年期失能的风险意识仍需进一步增强，长期照顾的服务发展还未能跟上社会需求。部分私立长期照顾机构逐渐得到高收入家庭的青睐，但由于收费偏高，诸多中低收入老年人家庭望而却步。老年人照顾的公平与效率平衡难题，已成为社会在经济发展过程中所需面对的重要挑战。照顾失能和失智老人已令正式和非正式照顾者产生困惑，失能和失智老人未来将何去何从？

二、破局之举：整合长期照顾体系，信息技术集成支持智慧养老升级

整合长期照顾体系是一种多元化服务模式，是从失能和失智老人的健康需求出发，提供连续性和弹性化照顾服务。"整合"可包括个体、家庭、机构、组织、系统、模式之间的协同合作，跨越社区、机构、医院和社会服务的界限，推动照顾系统的衔接。"长期照顾"主要指综合个人护理、家政等一系列服务，长时间针对罹患慢性健康问题（尤其以失能和失智老人为主）而无法完全自我照顾者提供系统性支持服务。其应运而生的原因，是老年人平均预期寿命延长，慢性病多发，照顾时间拉长（从有基本照顾需求直至去世）。它既非纯养老服务，也非纯医学护理。前者强调对老年人的生活照料，而后者更强调护理和康复。在服务中，对失能和失智老人的照顾并非单方独立责任，而是家庭和社

会的共同责任，需要多方努力维持老年人尽可能独立在家中生活。它更强调老年人在照顾服务中的参与权和选择权，而非单纯的被动安排。信息技术集成是以信息技术的集成为目的，根据"互联网+"阿尔茨海默病患者安全防护系统的目标和要求，集合信息和无线通信领域的先进技术，将分散的现有的多种软硬件产品、平台和技术，以及相应的组织机构和人员进行组织、结合、协调或重建，形成一个和谐、整体、新型、智能且经济高效的解决方案，为高层决策和组织提供全面的信息支持和服务，所提出的解决方案经过适当修改后，可适用于全体老龄群体。"智慧养老"是面向居家老人、社区及养老机构的传感网系统与信息平台，并在此基础上提供实时、快捷、高效、低成本的，物联化、互联化、智能化的养老服务。

信息技术支持为智慧养老升级奠定基础。第一，智慧城市提供了网络基础。从2012年起，我国开始推行"智慧城市"建设，对城市智能管理网络技术的探索发展，实现了城市各项服务功能的技术化与信息化，尤其是大中型城市，基本实现了网络全覆盖，这为智慧养老的发展提供了客观条件。第二，智能产品技术不断革新。适用于智能健康养老的低功耗、微型化智能传感技术，室内外高精度定位技术，大容量、微型化供能技术，低功耗、高性能微处理器和轻量操作系统已经发展起来。适用于健康管理终端的健康生理监测技术、健康状态实时分析技术、健康大数据趋势分析等智能分析技术的发展也得到推进。第三，5G技术的应用推动智慧养老升级服务转型。在5G技术下，诊断和服务将突破原有地域限制，养老资源更加平均。健康管理和初步诊断将居家化，个人、家庭、机构可以实现更高效的分配和对接。5G时代，传统养老模式将向智能养老服务转型，质量将进一步提高。

5G是第七次信息革命——智能互联网的基础，是人工智能、物联网、云计算、区块链、视频社交等新技术、新产业的基础。"互联网+"阿尔茨海默病患者安全防护的研究致力于推动我国阿尔茨海默病患者从居家养老、社区养老、机构养老的传统养老照护模式向智能养老服务转型；集服务企业、社会志愿者、应急救援机构、社会服务机构、专业服务团队等社会合力，为阿尔茨海默病患者居家安防、健康医疗、出行安全、文化娱乐、智能辅助提供信息和服务支持；为建立于云平台、大数据、呼叫平台、地理空间、视频监控基础上的智能养老安防服务工程提供可探索的实施方案；让阿尔茨海默病患者及更多老年人养老不离家，使专业化养老服务近在身边；为有序推进老龄产业各个领域的整体可持续发展献计献策，让阿尔茨海默病老龄群体及更多老年人获得更多的幸福感和安全感。

三、问题集：本书试图解决的问题

（1）普遍认为的失智老人（如阿尔茨海默病患者）的社会支持体系是什么样的？其如何发挥作用？

（2）政府可以采取哪些策略和技术手段，使阿尔茨海默病患者在家庭环境中也能享有自主生活？

（3）如何改善房屋的物理环境，以更好地满足阿尔茨海默病患者及其他老龄群体的晚年需求？

（4）医疗保健提供者如何从最新的老龄化研究及可穿戴技术/家庭监控技术中受益，以更好地照顾阿尔茨海默病患者？

（5）如何开发和实施预测未来需求的方法，以使老年人可以着手为在家中自主自立、有尊严、健康快乐的晚年生活做准备？

（6）在失智老人社会支持体系的框架和服务模式形成后，失智老人能享受到哪些服务？这些服务如何落实为切实可行的服务包（即社会支持体系的技术支持手段和内容）？

让智慧网络为阿尔茨海默病患者养老"护航"，也让更多老年人面对养老不再恐慌，都能够安度晚年！

目录

全书研究内容框图

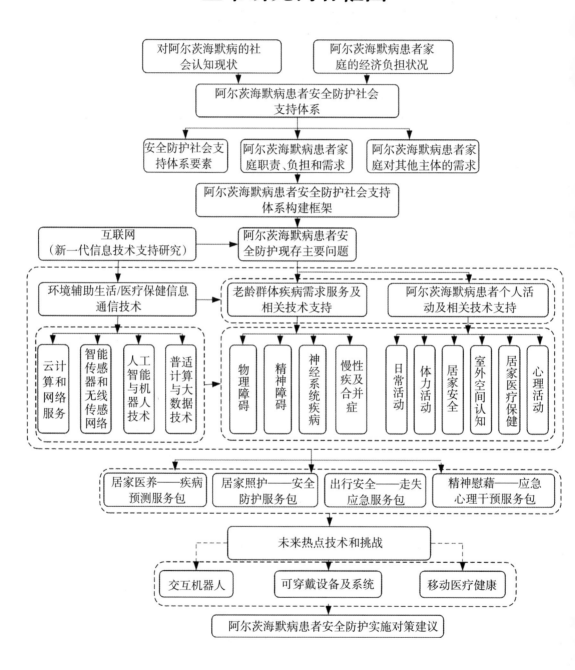

第一章

阿尔茨海默病的社会认知现状

1.1 阿尔茨海默病及发展趋势

1.1.1 我们认识的阿尔茨海默病

老年失智症通常是指60岁以上的老年人出现的智力损害问题，主要表现为记忆力减退、言语障碍、思维意识模糊等，严重时患者的人格甚至都可能发生较大变化。目前，国际上通常将老年失智症划分为阿尔茨海默病、血管性痴呆症和混合型痴呆症。

阿尔茨海默病（Alzheimer disease，AD）是老年失智症最常见的形式，其占比高达60%~80%。[1]它发生于老年和老年前期，是一种慢性老年精神类疾病，其病因尚未可知，且无法根治。其主要临床表现是不可逆进行性记忆减退和认知、语言功能障碍、全面智能减退、个性改变及精神行为异常。[2]先期症状为行为改变和神经人格改变，如病人变得缺乏主动性、活动减少、孤独、自私，对周围环境兴趣降低、对周围人较为冷淡，甚至对亲人漠不关心，抑郁、情绪不稳、易激怒，有攻击行为，失眠，运动协调性受损，对新环境难以适应，出现妄想症等。[3]

阿尔茨海默病患者的病情发展目前难以得到有效控制，在疾病发展过程中，患者的精神有明显衰退的表现，渐渐丧失个人自主控制权，并伴有情绪敏感、猜忌、应激事件反应迟缓、情绪波动大、睡眠颠倒的倾向，同时对护理人员越来越依赖。[4]在疾病的持续进展过程当中，患者逐渐丧失简单的计算能力，并且出现较为严重的认知困难，难以做精细的思考，甚至对以往生活中长期进行的事件和生活常识失去理解和判断。[5]晚期患者生活不能自理，失去沟通能力，不能识别亲人，卧床不起，需要持续关怀。[6]

1.1.2 老龄社会阿尔茨海默病发病趋势

据2019年9月国际阿尔茨海默协会官网上发布的《2019年世界阿尔茨海默

症报告》显示，全球有超过5000万人罹患阿尔茨海默病。到2050年，这一数字将增加到1.52亿。[7]这一数据提醒我们，全球每3秒钟将新增1名阿尔茨海默病患者。目前每年用于阿尔茨海默病的费用估计为1万亿美元，到2030年这一数字将翻一番。据2019年3月6日美国阿尔茨海默病协会发布的《2019年阿尔茨海默症现状和数据》报告显示：阿尔茨海默病是65岁以上美国人的第五大死亡原因，每65秒就有一个美国人患上阿尔茨海默病，65岁以上老年人患病率每4年增加1.5%，80岁以上患病率可达30%。[8]据我国国家统计局2019年年底发布的数据显示，我国60岁以上老年人口有2.54亿人，占我国总人口的18.1%。[9]有资料显示，截至2019年9月，我国患有阿尔茨海默病的人数已经超过1000万，位列世界第一，占世界阿尔茨海默病患者人数的1/4，并且随着人口老龄化的加剧（见图1-1），阿尔茨海默病患病率还在逐年上升，以每年30万名患者的增速成为增速最快的国家之一。

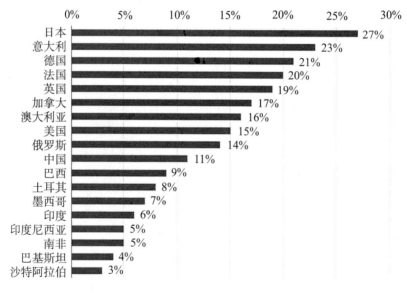

图1-1 2019年全球各国老龄化程度排行榜

（数据来源：公开资料整理）

1.1.3 阿尔茨海默病——人类第五大杀手

世界卫生组织于2016年更新了全球前十位主要死亡原因，阿尔茨海默病在死亡原因的排名由2000年的第14名上升至2016年的第5名。近年来，阿尔茨海默病导致的死亡人数持续上升。[10]（见图1-2）

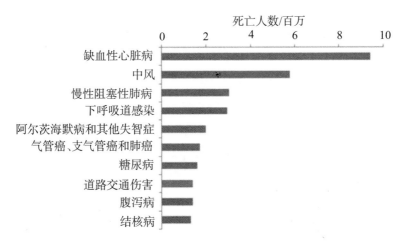

图1-2　2016年世界卫生组织发布的全球主要死亡原因

统计一个国家或地区的死亡人数和死亡原因，是评估一个国家公共卫生系统和医疗服务保障机制是否有效，了解疾病和伤害影响全球民众死亡的方式（诱因）的重要手段之一。对于死因的客观统计，将有助于政府医疗卫生部门确定其公共卫生和医疗健康保健的工作重点。

1.1.4　我国老龄社会面临的挑战

我国已步入人口老龄化社会，这一方面是由于公共卫生、营养、医学和个人卫生的改善使人类预期寿命持续增加，另一方面是由于人口出生率的降低。但我国似乎还没有为老龄人口比例上升、阿尔茨海默病患者人数的快速增长做好准备。由于我国现有社会经济情况无法支持阿尔茨海默病患者全面入住医疗机构和专业机构，因此绝大多数阿尔茨海默病患者都是由家庭成员在家进行照护。如果按照家庭祖孙三代五口人的规模估算，有近5000万人正不同程度地陷入对阿尔茨海默病患者进行长期照护的经济或情感困境中，急需政府和社会各界的支持与帮助，这无疑也给社会的和谐稳定带来巨大的负面影响。

1. 老年人护理需求不断增加

作为世界上老年人和失智老年人数量最多的国家，我国面临的老年人照护压力超出世界上任何国家。据中国社会科学院发布的《中国老龄事业发展报告》和中国社会科学网的数据：2012年我国60岁及以上老年人口数量达到1.94亿，老龄化比例达到14.3%；2017年60岁及以上老年人口数量为2.41亿，老龄化水平达到17.3%；2019年60岁及以上老年人口数达到2.54亿，老龄化水平达到18.1%。老年人口内部变动将进一步加剧人口老龄化的严峻性：一是高龄老年人口继续增长，2012年我国80岁及以上老年人口为0.22亿人，2020年达到0.3亿人，年均增长100万人的态势将持续到2025年，从2025年到2050年，我国80岁及以上人口数量可能会迅速增长；二是失能老年人口继续增加，2012年为3600万人，按失能发生率为18.3%的官方数据，以2019年年底60岁及以上老年人口总数2.54亿计算，失能老人的数量已超过4648万；三是慢性病老年人持续增多，2012年为0.97亿人，2019年已超过1.8亿人；四是空巢老年人口规模继续上升，2012年为0.99亿人，2013年突破1亿人大关，预计到2030年，中国空巢老人数将超过2亿；五是失智老年人口继续增加，2017年已增长到900万人，而处于失智前期的轻度认知障碍患者数目已超过2300万；六是无子女老年人和失独老年人开始增多。通过以上数据我们可以发现，伴随我国人口老龄化、高龄化的发展，老年人的护理需求将日益增加。

2. 传统的家庭护理功能弱化

家庭一直是我国老年人最重要的庇护所，尤其是失智失能的老年人对家庭成员会形成很强的情感和行动依赖。而多年计划生育政策的实施，使我国的家庭结构呈现"4-2-2""4-2-1"等形式。这样的家庭结构在当前经济社会的快速发展转型面前，下一代不可避免地面临自身工作、生活与照护家中失智和失能老人的三重压力。心余力绌、压力空前的困境已是山雨欲来的态势。传统的家庭养老功能日益弱化，迫切需要通过发展社会养老服务来解决。同时，在农村，随着城镇化进程的加快，大量中青年劳动力去往经济发达的一、二线城市，造成农村养老人力资源流失，留守村镇的许多老年人处于自力自行、缺乏子女照护的精神和物质双贫困状态，失智失能老年人的情形更加堪忧。

3. 老年人护理费用攀升

对老年人的相关护理费用随着人们不断提升的生活水平和健康需求而水涨船高。以2019年太原市中级养老机构对失智老人的护理费用为例，通常每月需要支付的费用是太原市人均月收入的1.5倍。而为居家老人请护工的费用也达到太原市人均月收入的1～1.2倍。根据养老信息网上山西省太原市2019年上半年的相关数据信息，太原有86家养老机构，有国营机构、民营机构和公办民营三类。其中国营机构老年公寓/福利院47家，月基本费用在1000～1850元，三餐费用另计。民营机构养老院/敬老院/托老院/老年公寓29家，月基本费用可分以下几类：500～2000元，1350～3750元，2700～5800元，5800～10 000元，10 000～20 000元。按多人间、双人间、单人间，以及收住对象自理、半护、全护、特护收取不同级别费用。公办民营养老院/照护养老服务中心5家，月基本费用一般为1800～8000元、4800～8800元。以民营机构山投养老体验中心为例，三级护理（基础护理，收住对象能自理）的月基本费用为3600元（包括三餐），二级护理、一级护理月费用逐级递增200元。除月基本费用外，还有入住需缴纳的保障金。根据单人间、双人间、全包房间的不同，需缴纳的保证金在10万～100万元不等。考虑到物价上涨、人力成本等因素，老年人护理费用呈现逐年上升趋势，而当前家庭护理功能的弱化使许多失能失智老人只能住院或入住专业护理机构，不菲的护理费用给老年人及其家人带来了巨大的经济负担。

4. 社会基本医疗保险保障力度不够

由于地区差异、监管机制、多样化需求等问题，一些老年人并没有获得基本健康需求保障。即使是已经参加社会医疗保险的老年人，特别是失智失能老年人也只能享有基本医疗保险提供的因疾病产生的治疗费用保障，他们所必需的护理服务性项目产生的费用依然得不到支付保障。这也反映了我国覆盖全民的基本医疗保险制度还有待提高保障层次，向高质量、精细化方向发展，从根本上消除因病致贫和因病返贫现象。

综上所述，失智老人作为老年人中的弱势群体，迫切需要社会给予更多的关爱。较一般老人，一方面他们认知能力降低、生存能力差，无法自主维护个人尊严和基本权利，且绝大多数还要承受长期的医疗支出，经济负担重，生活困窘；另一方面，面对日显困顿的家庭和社会照护资源，无论是失智老人的主动争取能力还是供方的接受程度，失智老人明显处于弱势，照护危机将日益凸显。为了合理分配稀缺资源，必须从体制和政策构建的角度做长远设计、精心布局、妥善安排，以确保失智老人的基本权利。做好失智老人的照护工作，能体现社会对老龄问题的关注、对失智老人的关爱，也是构建完善健康和谐社会的重要举措。

1.2 阿尔茨海默病的发展阶段和治疗

阿尔茨海默病根据发病时长一般分为早期、中期、晚期三个阶段[11]。目前由于全世界对阿尔茨海默病发病原因的研究尚未有明确结果，对阿尔茨海默病的阶段划分及各阶段的临床症状表现，如记忆障碍、失语、失用、失认、视空间技能损害、执行功能障碍及人格和行为改变等还有待进一步明确[12]。

1.2.1 阿尔茨海默病的发展阶段

阿尔茨海默病在早期常常被患者及家人认为是"年老健忘"，是人体衰老过程中的正常表现。由于阿尔茨海默病患者的记忆是逐渐出现问题的，因此难以明确发病时间。

1. 早期阶段

阿尔茨海默病大多数患者在早期可能存在的行为表现有以下几点。

（1）健忘明显，尤其是近事记忆能力减退，经常遗忘一些日常事项和日常所需的物品。还可能出现远期记忆能力的减退，即对发生已久的人、事的一种遗忘。

（2）语言交流变得困难。患者会有自言自语的情况，与人沟通交流时会有找词困难的问题，言语不足以表达自己的意思，说话絮叨，赘语多。

（3）患者时间概念匮乏，逐渐出现时空定向障碍，对自己所处地理位置定向困难；患者对复杂建筑或场地的结构视空间能力逐渐减弱，很多患者出门之后找不到回家的路。

（4）患者的判断能力逐渐下降，无法对各类事件进行有效合理地分析、思考、判断，难以处理相对复杂的问题和事情。

（5）面对不熟悉的环境会出现恐慌、焦虑的情绪。

（6）患者在日常工作或家务劳动当中表现得漫不经心，难以集中精神，无法独立进行购物、经济事务等活动，并出现社交困难和沟通障碍。

（7）患者对新鲜事物容易表现出茫然难解，情感淡漠，易激动。

（8）患者常伴有多疑猜忌、情绪低迷、紧张焦虑，并时常处于抑郁状态。

（9）更有甚者非常容易被激怒，甚至会伴随攻击性行为，暴力事件增多。

（10）随着病情发展，患者自言自语的情况减少，变得寡言少语，不愿意与人交流；出现理解障碍，经常听不懂别人说的话。

（11）出现轻微的人格障碍，如不讲卫生，变得自私、多疑，遇事斤斤计较，出现抑郁、焦虑情绪，经常莫名其妙不开心、无端发脾气等。

2. 中期阶段

阿尔茨海默病中期患者表现出的各类困难会更加明显。

（1）变得更加健忘，常常忘记最近发生的事及人名。

（2）对时间、日期、地点和事件的理解有困难，在熟悉的居所及驻地社区也会找不到方向，发生走失行为。

（3）社会接触能力减退，学习能力下降（既包括对新事物的学习能力，也包括对原有知识技能的掌握能力）。

（4）患者在处理各类问题、辨别事物的相似点和差异点方面出现严重缺陷。

（5）患者精神处在不稳定状态，逻辑思维能力、综合分析能力、计算能力、语言表达能力等明显下降。

（6）患者开始变得非常依赖，个人生活不能自理，需要有人协助。如不能继续独立生活，不能独自煮饭、打扫卫生或购物等，需要他人的协助才能上厕所、洗衣及穿衣等。

（7）患者在缺少帮助的情况下独自生活很容易产生安全隐患，不能单独进行室外活动。

（8）患者的行为发生改变，常见情况有失语、失用、失认、反复查询已做过的事情、大声喧哗、因小事纠缠家人、无法正常睡觉、产生幻觉和幻听。

（9）患者甚至会有一些超乎正常人理解范围的行为举止，如摆脱控制、攻击性行为等。

（10）患者情感由淡漠转变为急躁不安，常见尿失禁，焦躁走动不停等。

（11）患者在公共场合会做出不适当行为，如随地大小便等丧失羞耻感的行为。

3. 晚期阶段

阿尔茨海默病晚期患者的以上所有症状加重。

（1）各类日常行为活动已经完全依赖照护者，日常生活不能自理，出现严重记忆力丧失，仅存片段的记忆，身体活动困难，疾病的躯体表现变得更为明显。

（2）患者无法正确识别时间和空间，甚至在熟识的环境（如家里）也难以辨别方向。

（3）对周围发生的事情感到非常陌生。

（4）忘记最亲近的家人和亲戚朋友，也不记得原先熟悉的物品。

（5）情感淡漠、哭笑无常，语言能力丧失。

（6）出现四肢强直或屈曲瘫痪、括约肌功能障碍等症状，与外界、亲友情感断离，终日卧床无语。

（7）患者自己无法独立进食，旁人喂食时很容易发生食管阻塞问题，很多患者被迫用上鼻饲来保证日常营养水平。

（8）患者日常卫生行为离不开他人帮助，例如患者需要有人帮助才能够洗澡和上厕所。部分患者出现大小便失禁，引发严重褥疮和皮肤溃烂等问题。

（9）患者个人活动能力受到严重限制，甚至无法在室内行走，只能坐轮椅、卧床。

（10）患者出现较为严重的行为改变，经常容易出现暴力行为、语言攻击行为，尤其是对身边的照护者，这种侵犯行为会更加明显。[13]

（11）通常最终患者出现长时间昏迷。患者一般死于肺部感染等全身并发性疾病，因全身性衰竭而亡。

1.2.2　阿尔茨海默病的防治进展

1901年，德国医生阿勒斯·阿尔茨海默（Alois Alzheimer）在法兰克福精神病院收治了一位名叫奥古斯特·德特尔的51岁女性患者。患者有严重的记忆障碍，经常毫无根据地怀疑丈夫对她不忠；说话困难，并且对别人讲的话也难以理解。患者住院后治疗效果很差，病情无法控制，恶化速度超乎医生想象，短短几年就发展得非常严重。1906年春，患者由于严重褥疮和肺部炎症导致的重度感染去世。阿尔茨海默医生从来没见过这样的病案，在征得患者亲属同意后对患者做了尸检，发现患者大脑皮质严重萎缩，而大脑皮质正是调节控制躯体运动的最高级中枢。在显微镜下，阿尔茨海默医生发现患者脑部小血管里布满脂肪沉积物，大量坏死脑细胞和异常沉积物遍布患者脑部四周。阿尔茨海默医生在1906年的一次精神病学家会议上发表了对这一特殊病情的研究报告结果，该报告于1907年被相关医学文献收录记载，直到1910年，该疾病被正式命名为"阿尔茨海默病"。

目前，阿尔茨海默病的发病机制尚未明了，还没有能够有效治疗阿尔茨海默病的药物或手段，已有的治疗手段仅能在短期内对病情进行部分缓解。

除中西医药学治疗外，非药物治疗也是对阿尔茨海默病常用的治疗手段。非药物治疗是指不涉及药物的治疗方式，使用非药物疗法的目的主要在于维持或改善阿尔茨海默病患者的认知功能。非药物治疗能够减少患者的精神行为症状，如性情抑郁、神情冷漠、睡眠障碍、情绪激动、言语行为侵略性等。目前非药物治疗有电脑记忆训练疗法、音乐疗法、宠物疗法、艺术疗法、光照疗法、芳香疗法、饮食疗法等。与目前药物治疗所显示结果一样，阿尔茨海默病非药物疗法虽然尚未显示出能够明显改善阿尔茨海默病的相关症状，但在部分随机对照试验中发现运动对患者整体认知功能有积极的影响，并且有效的运动与阿尔茨海默病患者的大脑认知衰退速度有非常紧密的联系。[14]研究人员还发现，一定的认知刺激对于患者认知功能和健康能够造成一定程度的有益改善。[15]

在医疗手段未能完全治愈阿尔茨海默病，也无法关注到患者的生理、心理等方方面面时，照护因关注患者的日常生活和行为习惯，已成为非药物治疗的重要手段。[16]

1.3　阿尔茨海默病患者的照护研究

随着20世纪80年代独生子女政策实施后出生率的急剧下降，中国经历了快速的人口老龄化。据中国老龄化委员会发布的关于中国人口老龄化趋势预测的报告，预计到2050年，80岁以上的人口将达1亿，高龄群体阿尔茨海默病患者数量将达0.2亿。[17]尽管我国被视为中等收入经济体，但已经进入一个老龄化社会。根据一项关于中国城市家庭照护服务需求的研究，49%的老年人有对日常正式帮助的需求。[18]大约25%的老年人需要帮助他们做家务，18%的老年人需要个人照护和14%的老年人需要社交对话帮助。据估计，当前城市家庭对照护服务的需求是巨大的。

第一，照护对改善阿尔茨海默病患者的病情有积极影响。

鉴于阿尔茨海默病的不可修复性，对阿尔茨海默病的防治模式从医学视角转向了社会视角，根据对照护经验的总结和病理的探究，面对阿尔茨海默病患者，从心理照护、安全照护、生活照护、康复训练、病人家属培训、照护者支持等方面实施防治。这样可以帮助阿尔茨海默病患者突破客观生理条件的限制，使其处在一个积极乐观的社会生活系统，重新培养认知能力。[19]通过对阿尔茨海默病患者照护的前测与后测对比证明，照护干预对改善阿尔茨海默病病情有积极影响。[20]

近年来，美国一些专家认为，如果想把对阿尔茨海默病病人的照护工作做到高效，重要的是要为病人营造积极、安全和富有感情色彩的养老环境。住房结构为公寓式的扶助照护型居住能够集家庭照护和专业机构照护之长，这种照护类型能够保持家庭的温馨，已越来越受到美国人的重视。日本更加注重对阿尔茨海默病病人生活细节的照护和心理情绪的疏导。起源于日本的"介护"是指以照顾日常生活起居为基础，为独立生活有困难者提供帮助的服务团队，其职责是负责机构内全体老年人的健康管理，出现异常情况时，负责及时与医师和家属联系，提供个性化的最适宜的援助，使失智人员保持精神愉悦、心态平和的生存状态。

第二，照护者承受巨大精神压力。

阿尔茨海默病也被称为"家庭病"，其家庭照护者通常也是隐发性疾病患者。在照护患者期间，他们经常承受高度的经济、精神和工作等多重压力，有较高的风险发展为心理障碍、抑郁、失眠等，这使得阿尔茨海默病成为公共卫生领域中至关重要的课题。

目前由于致病因素无法确定，阿尔茨海默病尚缺乏特效的医疗对策，治疗关键主要还是健康照护这种支持性治疗，需要家庭照护者来完成患者的饮食营养、定时吃药、大小便、睡眠等基础日常生活及并协助患者进行适量锻炼，家庭照护者的状态与患者的病情发展息息相关。对每个阿尔茨海默病患者家庭来讲，病症治疗、长期照护引发的庞大经济开支给家庭造成了很大负担。病人家属渴望病人得到较为专业、良好的护理却承担不起高昂的护理费用，只能通过医生护士的讲解和自己的摸索来照顾病人。而许多家庭照护者自身也已经步入老年，没有足够精力去系统学习照顾阿尔茨海默病患者的知识。由于大部分家庭照护者缺乏对阿尔茨海默病患者的护理知识和照顾技巧，致使患者生活质量低下，加速了病情进程。因此对照护者提供专业的支持与服务，帮助他们走出困境，对阿尔茨海默病患者本身也具有十分重要的作用。

1.3.1 国外阿尔茨海默病患者的照护研究

1. 美国阿尔茨海默病患者的照护方式

美国阿尔茨海默病患者所享有的照护模式主要有以下三类。

（1）居家照护方式。美国当前有很大比例的阿尔茨海默病患者仍在家居住，由直系家庭成员或亲属好友对其进行日常照护与疾病护理，条件较好的家庭也会雇用专业护理人士来更好地照护病人。

（2）养老院照护方式。部分阿尔茨海默病患者被送进条件优越的养老院、护理院，类似的专业照护机构有完备、先进的设施器材，同时为每位老人匹配了具有一定医疗、看护知识的专业护工，老人们在这里将得到更为科学的照护。这类机构一般收费高昂，因此能够在专业机构享受专业护理的老人都是有较高收入的家庭。

（3）扶助照护型居住的照护方式。扶助照护型居住同时兼具家庭护理和医院护理二者优势，以公寓式住房为依托，为患病老人营造出具有积极舒适护理、安全温暖家庭氛围的养老环境。根据相关数据，这将十分有利于提高护理效率，对控制病情也有显著作用。此类照护已经引起广泛重视与学习。

2. 美国阿尔茨海默病患者的照护者状况研究

照护者具体指的是对阿尔茨海默病患者尽主要护理责任的人。广义的照护者是指把照护者这一角色当成一种义务的个体，而非为了金钱或职责的那部分人员。美国学者帕克斯（Parks）的一项研究指出，70%～80%的阿尔茨海默病患者都在家疗养，且其中大多数由家庭成员提供护理。关于护理者自身的状态，2015年美国阿尔茨海默病协会发布的《阿尔茨海默症的事实和数字》所引用的一项调查表明：将近60%的被采访者认为自身有着较大或非常突出的精神压力，约33%的被访者认为自身精神和生理压力的形成与平日对病人的护理工作有关，约54%的家庭护理者都曾因为需要在家中照顾病人而请假以至于影响了他们的工作。意大利学者德普（Depp）与罗梅罗（Romero）在相关研究中提到，每一名阿尔茨海默病患者而言，都需要一名至数名照护者数年如一日地从局部照护走向最终的全面照护。照护人员要帮助患者就餐、服药、保持个人卫生，监控其行踪以确保其安全，各种琐事数不胜数。与非阿尔茨海默病病患的照护者相比，阿尔茨海默病患者的照护者在照护实践上需要花费更多的时间，也会遭遇更多的行为抗拒，继而照护者承受着巨大的身体、情绪和经济方面的压力。照护者身心所受的压力，使她（他）们患病的风险更高，患抑郁症的比例是正常人的2～3倍。此外，为阿尔茨海默病患者寻找长期的照护安置点可能会很快耗尽一个家庭的积蓄。

1.3.2 国内阿尔茨海默病患者的照护研究

1. 对阿尔茨海默病患者的照护方式

当前我国阿尔茨海默病患者的照护方式主要有四种类型，分别是居家照护、社区照护、养老机构照护以及医疗机构照护。从20世纪80年代开始，阿尔茨海默病已引起我国学术界的注意，许多学者开展了有关阿尔茨海默病的调查，但受当时科学技术、文献资料的限制，这一时期各项研究的开展主要是从医学视角，研究重心多关注于对疾病的各项症状、分类、病人发病病情的研究。直到21世纪，对患有阿尔茨海默病的老年病人的照护、养老等相关问题才逐渐引起我国各界专家的重视，各类研究资料的主要内容包括护理情况、病人受看护的地点、病人在医院的就诊、看护问题、科学照护的方法及有效照护对于病情的作用表现等。[21]

2. 阿尔茨海默病患者的照护者状况研究

我国阿尔茨海默病患者的照护人员主要分正式和非正式两类：正式照护人员是指在专业社会机构中具有一定医学背景或护理知识的人员；非正式照护人员是指家庭照护者，主要由直系家庭成员、亲朋好友组成。当前国内养老体系及对阿尔茨海默病患者的医护发展还不健全，照护体系薄弱，故阿尔茨海默病患者仍主要以家庭为单位进行病情照护。其中近九成由家人进行看护，这些照护者主要为配偶和子女等，且女性居多。目前，有关阿尔茨海默病患者的照护者的文献主要是针对非专业照护者（家庭照护者）的心理压力、生活质量、家庭负担、社会支持、虐待等方面的研究。

（1）负担状况方面的研究

当前各国社会和医学界最认可和推崇的是由家属来承担阿尔茨海默病患者的照护工作，但这往往会耗费照护人员大量的时间和精力，给照护人员带来很大负担。随着患者病情的发展，患者逐渐丧失自理能力，出现大小便失禁、不能独立进食、夜间无目的徘徊游荡、睡眠时间极度不规律等状况。此外，阿尔茨海默病老人对"自我保护"变得有心无力甚至是直接丧失自我保护意识，家庭照护者们需要时刻关注患病老人情况，防止意外发生。家庭照护者承受着中、重度的精神和生理负担。当患者表现出破坏、攻击性举动时，女性照护人员较容易感到孤单无助或失落情绪。此外随着自身年龄增加、体力劳动付出等因素，照护人员的身体素质呈现下降的趋势。

（2）心理健康方面的研究

阿尔茨海默病会给病人的家庭带来明显的心理影响。[22]家庭照护者因牵挂病人的病情而长期处于伤心焦虑、体力精力透支、无暇社会交往、疾病经济负担重、无规律的且缺乏调节的生活状态。以上种种严重影响了家庭照护者的身心健康，最终会引发不同程度的心理问题，严重时还会导致心理障碍。我国现有研究已经指出，与照护者相关的社会心理疾病主要有以下几个方面的表现。①焦虑感：对病人的行为问题感到难为情，对于不能有效遏制疾病进展感到沮丧，因负担沉重而焦虑，向其他家人和医疗工作者宣泄愤怒情绪；②负罪感：对于无法对付病人的问题行为和提供病人所需的护理需要而感到愧疚，压抑负面情绪而导致抑郁症；③孤独感：因得不到理解和支持，甚至必须承受他人的误解而感到孤独悲伤；④补偿感：力不从心，承受越来越多体力付出的同时，又因担心没有竭尽所能补偿病人的损失而自责，从而让自己背负上沉重的心理负担；⑤逃离感：不愿意接受事实，找借口，推卸责任。

（3）社会支持方面的研究

在美国、加拿大等许多西方国家，阿尔茨海默病系列问题早已引起各界的注意，阿尔茨海默病已被列为医疗卫生的重要课题。这些国家对阿尔茨海默病患者的相关支持服务体系相对完善。而国内虽然目前还无法建立起各项机制完备的社会扶持系统，但是已经在社会支持方面探索了多层次的可能性。在我国香港地区，阿尔茨海默病患者照护人员的主要任务分为社区看护、大众知识普及、卫生政策三个方面。其中政府资助的老年日间护理中心可以为病人提供白天的暂时托管项目，给看护人员一些放松的时间。非政府组织开展各类疾病讲座，借此提高民众对年长群体的爱护意识，还以服务专线、教育培训形式加深大众对阿尔茨海默病的了解，让众人体会照顾的辛劳。香港特区政府通过不断改善福利政策、相关制度，力求为阿尔茨海默病患者和其照护者创造更好的环境，建立全方位发展的社会支持体系。

综上所述，国内外对阿尔茨海默病家庭照护者现状的文献研究表明，家庭照护者在生理、心理、经济、社会交往方面承受着巨大压力，总体生活质量下降。我国对阿尔茨海默病患者与照护者困境的研究起步都比较晚，对多模式的照护研究相对滞后，且集中在现状调研、照护能力比较分析、心理体验的相关性分析评价等方面，缺乏对政策支持、社会协助、法律法规、福利保障及技术应用等方面的系统性和实用性研究。

1.4　阿尔茨海默病患者家庭困境分析

1.4.1　经济困境分析

对于许多家庭来说，家中若有人患上阿尔茨海默病，长期看病治疗的就诊费用、一般治疗性药物和其他进口药或特效药的费用、昂贵的护理费用及其他综合疾病的相关支出，无疑会给家庭带来巨大的经济压力。阿尔茨海默病的病情特点决定了患者家庭需要长期投入大量人力、物力、财力和精力。就我国当前的发展状况而言，还暂不能将阿尔茨海默病完全纳入医保和社会福利保障体系。患者的生活和养老质量被经济困境所碾压。因老致病、因病致贫的阿尔茨海默病患者及其家属急需当前政府的精准帮扶，需要社会各界力量的多途径、多元化的支持。

1.4.2　能力困境分析

当前由于我国阿尔茨海默病患者的专业机构照护和社区照护发展不够完善，且专业机构收费昂贵等现实原因，对阿尔茨海默病患者仍然以家庭照护为主，从而使家庭照护者陷入照护困境。首先，家庭成员需要牺牲部分或全部工作时间对患者进行全天候全方位的照护，人力、财力、物力和精力消耗很大，照护者长期处于紧张疲劳、力不从心的状态。其次，由于对患者科学照护的认知空白，许多家庭照护者在患者的药物与饮食的科学搭配、居家康复训练、心理沟通疏导、异常行为应对等方面力所不能及。最后，全社会对阿尔茨海默病的认识程度普遍较低，患者的症状常被错误地认为是自然衰老的表现。错误的认识不仅使患者错失对病症早发现早控制的最有效时机，也使得患者不能得到适当的照护方式，甚至受到伤害，加重病情，导致不可挽回的后果。因此，对阿尔茨海默病的普及宣传及对家庭照护者的教育工作就显得尤为重要。

1.4.3 心理困境分析

国内外关于阿尔茨海默病照护者的心理健康状况的研究已经十分丰富，外国学者纽珀特朵（Neundorger[23]）曾利用回归模型对111位照顾者进行研究，结果显示生活中老年病人对照顾人员的依赖性越高，照顾者的抑郁症状就会越突出。我国学者翟金盛[24]在以90位病人的配偶为研究对象的调查结果显示：52%的研究对象出现了抑郁症状，有大约42%的研究对象表现出焦虑症状。众多研究表明，照护者群体容易出现易怒、焦虑、抑郁、负罪感、悲伤、绝望、社交回避与自我隔离等心理问题。照护者的这些心理问题如不能得到及时有效的疏导和调节，很可能会导致虐待患者等恶劣社会问题的发生。此外，由于社会对阿尔茨海默病患者的关注多集中在专业照护机构和医疗手段方面，因此患者常被社会视为"精神和行为不正常的人"，他们因病导致的异常行为不被社会所理解，反而容易被社会边缘化，这无疑给患者及其家属也带来了一定程度的心理伤害。随着阿尔茨海默病患者病情的加重，患者甚至会忘记自己身边的亲人，这也会给家庭照护者的情感带来不小的心理冲击。

1.4.4 需求困境分析

体现在照护者身上较为明显的需求困境表现在社交的需求、减轻压力的需求、疏导不良情绪的需求与社会支持的需求四个方面。①社交的需求。由于照护者整天忙于照料，没有足够的时间与同事、朋友、亲戚等沟通交流，无法参加集体活动，从而使得自己的社交范围越来越窄。照护者普遍有渴望与他人沟通交流，特别是与有相似照护经历的人进行社交沟通的需求。②减轻压力的需求。随着照护时间的延长，家庭照护者长期处于精力、体力透支及心理极度疲劳的状态，其压力主要来源于对患者病情和身体状况的持续担心、家庭经济日益困窘、自身工作发展受到影响、生活质量下降等方面。③疏导不良情绪的需求。家庭照护者需要与专业照护者、有相似经历的其他照护者进行沟通交流，彼此分享经验、相互鼓励，从而释放减压、调节不良情绪等。④社会支持的需求。何敏兰的研究指出：在阿尔茨海默病患者的照护者中，社会支持较好者则照护者负担较轻，相应的心理健康状况也较好。[25]

阿尔茨海默病的经济负担研究

疾病经济负担是指由于疾病、失能（残疾）、失智和过早死亡给患者、家庭和社会带来的经济损失。本章将仅针对由阿尔茨海默病引起的患者及家庭的经济损耗或损失进行测算和分析。疾病经济负担包括直接经济负担、间接经济负担和无形经济负担。

2.1　直接经济负担

1.直接经济负担的内涵

直接经济负担是指为防治疾病所花费的总费用，包括用于疾病预防、诊断、治疗、康复过程的直接消耗的可用货币计量的各种费用。[26]患者的直接经济负担由直接医疗费用和直接非医疗费用这两部分构成。直接医疗费用包括所有涉及卫生服务的开销花费，如治疗费、医事服务费、西药费、中草药费、各类检查费、床位费等。直接非医疗费用是指为获得卫生服务机会所产生的费用，包括交通费、陪护费、伙食费、住宿费、营养费，以及患者日常生活中的营养成本和保健设备费用及护理费用等。[27]

2.影响直接经济负担因素

直接经济负担受多种因素影响，如医学的进步、科技发展和高新技术的出现，此外，新旧药物的更替、疾病的明显变化、检查项目增多、医疗服务价格的调整、社会经济发展等因素均能影响疾病直接经济负担的大小。尤其是药物费用在阿尔茨海默病的直接经济负担中占有极其重要的比重和研究价值，能为临床用药指导意见和药物远期疗效评估等提供重要参考意见。[28][29]

2.2　间接经济负担

1.间接经济负担的内涵

间接经济负担是指患者由于伤残或死亡而损失的劳动时间或降低的劳动能

力所引起的家庭目前价值和将来价值的损失。它包括患者因疾病、伤残或过早死亡导致工作时间的减少所造成的损失，由于疾病或伤残导致个人工作能力降低所造成的损失，由于疾病或伤残导致患者个人生活能力降低所造成的损失，患者家庭成员因照护患者而失去的工作时间所造成的损失。间接经济损失需要通过查阅国家和所在地区的人均国民收入和劳动力成本等经济指标，将损失的劳动时间折算为货币价值。

2. 间接经济负担衡量方法

由于阿尔茨海默病患者需要花费照护者大量的照护和陪伴时间，因而在考虑患者的劳动力损失的同时，其间接经济负担主要集中于无偿家庭照护者因照顾患者而损失的工作时间的相关计算。计算时需要考虑年龄权重（不同年龄人群对社会贡献不同）、生产力权重（不同人群的社会生产率不同）和时间权重（人们对时间的偏好不同）。目前关于间接疾病经济负担的计算方式总的来说等于"减少的工作时间×单位时间创造的价值"，这只是个粗略估算。

2.3　直接、间接经济负担相关研究结果

根据文献梳理结果，由于目前全世界范围内对于老年失智的分型界定尚不明确，在命名上经常存在混淆的情况，而阿尔茨海默病是老年失智最常见的形式，其占比高达60%～80%，因此可以认为老年失智主要以阿尔茨海默病为主。在文献整理过程当中，笔者发现单独针对阿尔茨海默病经济负担的分析相对较少，因此对针对老年失智疾病经济负担的相关分析也做了整理，选取部分具有代表性的文献总结如下。

2.3.1　国外相关研究结果

从全社会的角度来分析，2010年怀默（Wimo）等[30]研究发现，全球关于阿尔茨海默病的经济花费高达6040亿美元，其中欧盟和北美地区的经济花费占到70%。在《2015年世界阿尔茨海默症报告》中，这一数据为8180亿美元，到2018年已达到万亿美元的规模。在这庞大的总成本当中，用于治疗阿尔茨海默病的直接医疗费用仅占20%左右，所涉及的社会成本和非正式护理成本占比高达40%左右。报告还显示，照护者平均每天花费2个小时用于支持患者基本的日常生活活动，花费3.6小时照护患者，花费2.6小时监督患者。[31]

美国是全世界范围内最早对阿尔茨海默病引起重视的国家之一。相关研究结果显示，早在1994年美国国家脑研究基金会就发现，阿尔茨海默病每年消耗

全国的资源超过1130亿美元，其中直接花费仅为180亿美元左右，而间接费用如照护者因照护患者的误工时间、患者早死造成的损失则超过940亿美元。[32] 2010年美国阿尔茨海默病协会的一项研究结果显示，美国每名阿尔茨海默病老人的照顾成本约为45 657美元/年。[33] 2011年，美国的另一项研究结果表明，有大约1520万家庭和其他无偿照护者为国内的阿尔茨海默病患者及其他失智症患者提供了约174亿小时的照护服务，其价值超过了2100亿美元。[34]家庭照护人员为阿尔茨海默病患者提供了约80%的家庭护理服务，家庭照护者的护理负担水平与患者的认知障碍和功能能力有关，照顾者每周平均照顾时长为21.9小时。2015年赫德（Hurd）等研究发现，美国用于阿尔茨海默病的经济花费为1570亿～2150亿美元，而医疗保险仅仅支付其中的110亿美元，剩下的则主要由患者家庭承担。[35]赫德（Hurd）等人同时对每位患者的平均费用做了相关研究，发现美国每个阿尔茨海默病患者的平均年花费为41 000～56 000美元，不同的花费主要取决于每个家庭给患者提供的各种非正式照护方法，阿尔茨海默病患者的经济花费主要由长期照护费用（居家/专门护理机构）构成而不是直接医疗服务花费，长期照护费用占总花费的75%～84%。

加拿大的一项研究结果显示，在2011—2031年，加拿大的阿尔茨海默病负担预计大约要翻一番，到2031年，阿尔茨海默病患者预计每年将占用20亿小时非正式护理时间，每人（加拿大工作年龄为25～65岁）的非正式护理小时数预计为每周37.5小时。[36]

西班牙2010年的一项调查数据显示：阿尔茨海默病患者年人均直接经济负担（包括直接医疗经济负担、非直接医疗经济负担）为14 708美元，间接经济负担为21 436美元，间接费用和无形费用远远超出直接费用且难以估量。[37]

北欧2011年的一项调查数据显示：阿尔茨海默病患者年人均经济负担为21 276美元，其中仅护理费用就达10 863美元，占比高达51.06%。[38]

2005年，瑞典Nordberg等人的一项研究表明[39]，即使在瑞典政府的高福利体系政策中，阿尔茨海默病患者接受的非正式护理的时间也远远多于正式照护，非正式照护者给患者提供的照护时间为平均每周7.7小时（患者临床失智评分CDR为0.5分）至每周46.9小时（患者CDR评分为2.0分）。2014年，瑞典全国卫生与福利委员会估计瑞典全国涉及阿尔茨海默病患者的成本已高达约629亿瑞典克朗（约73.4亿美元），每位阿尔茨海默病患者的花费约合40万瑞典克朗（约4.67万美元），其中所涉及的社会成本高达100亿瑞典克朗（约11.7亿美元）。[40]

2010年，土耳其的相关研究报告显示：阿尔茨海默病患者所造成的年直接费用为4930美元，其中过半数花费支付给了相关照护人员。[41]

米勒（Miller）等于2010年通过对美国的阿尔茨海默病患者进行了9个月的随访发现，每位患者的平均医疗花费是1205美元/月，其中753美元为护理费、243美元为非正式护理费、209美元为医药费。[42]

意大利在2015年的一项研究结果显示，初级非正式照护人员的照护小时数高达每周50小时，其中包括照护者提供的直接照护服务和对患者的监督活动，这会造成极大的间接经济负担。[43]

2.3.2　国内相关研究结果

贾建平在《阿尔茨海默症在中国以及世界范围内疾病负担的重新评估》中指出，2015年我国阿尔茨海默病患者的年人均花费为19 144.36美元（约合人民币13万元），全国阿尔茨海默病所致社会经济负担总额达到1677.4亿美元（约合人民币11 238亿元）。预计到2030年，中国年度阿尔茨海默病总成本将达到2.54万亿美元（约合人民币17万亿元）。[44]

李昂[45]以基于第六次人口普查预测的未来阿尔茨海默病患病人数为基础，通过文献分析，对我国2010—2050年阿尔茨海默病所造成的直接经济负担进行了预测分析，结果显示2010年、2020年、2030年、2040年、2050年，我国阿尔茨海默病的直接经济负担分别为2049.72亿元、31373.53亿元、4583.60亿元、6209.24亿元、7453.21亿元。

我国台湾地区2013年的一项研究[46]对89例居家老人和51例在养老机构居住的阿尔茨海默病患者进行了调查，结果显示每名患者的照护成本约为46 590新台币/年（约15 319美元/年）。

王晓成[47]采用整群抽样、分步模型的方法调查了168例阿尔茨海默病患者，患者主要来自山西省太原市两个三甲医院神经内科、老年病科以及三个社区当中已经获得明确诊断的阿尔茨海默病患者，主要通过面对面访谈，由患者及患者家属进行口述，调查人员进行笔录的方式开展调查，研究结果显示山西省太原市2012年阿尔茨海默病患者的年直接医疗费用均值为7708元，年直接非医疗费用为1525元，年间接费用为6516元，年医疗总费用为15 749元。同时据国家统计局官网发布的数据显示，2012年山西农村居民家庭人均纯收入6356.6元，城镇居民人均可支配收入20 411.7元。阿尔茨海默病患者年医疗总费用占比城镇为77.2%、农村为247.8%。

雷婷[48]选取苏州市以提供医疗服务为主的福星护理院中的104名阿尔茨海默

病患者为调查对象，调查主要采用现场调查的方法，通过与患者及患者家属、医务人员进行面对面访谈，使用自行设计的调查问卷开展调查。被调查患者2011年上半年每月产生的疾病经济负担为7576.84元。其中，直接经济负担为5826.73元，占疾病经济负担的76.90%，间接经济负担为1750.11元，占疾病经济负担的23.10%。

韩颖[49]选取青岛市内四区的26家养老院的244名阿尔茨海默病患者为调查对象，对其家属、护理员及相关的管理者进行问卷调查及访谈。男性阿尔茨海默病患者的直接经济负担高于女性，男性患者直接经济负担的中位数为2800元/月，女性患者直接经济负担的中位数为2300元/月。

胡文生[50]选取广州市14个居委会、2个村委会当中的266例社区、老人院和精神病医院的阿尔茨海默病患者为调查对象，采用自编经济负担调查表进行直接经济负担的调查。其中，社区组患者费用的均数为552.1元/月，老人院组患者费用的均数为1366.3元/月，住院组患者费用的均数为9751.5元/月。

安翠霞[51]对2010年河北医科大学在院就诊的46例阿尔茨海默病患者及患者家属进行自行设计的经济负担问卷调查，调查结果显示被调查患者的家庭月均收入为3210.87元，阿尔茨海默病所造成的月均总花费为1296.33元，其中月平均医疗花费703.09元、月平均非医疗费用600.20元，患者每天平均被照护时间为14.46小时，患者平均需要1.57位照护者。

李小卫[52]采用方便抽样方法，对居家、老人院、医院共131例阿尔茨海默病患者的照护成本进行调查，结果如下：每名阿尔茨海默病患者月平均照护成本为7303元（87 636元/年），其中直接医疗成本为4518元/月、直接非医疗成本为2578元/月、间接成本为206元/月。

但秀娟[53]对我国阿尔茨海默病的相关费用情况进行了调查研究，结果显示：阿尔茨海默病患者的直接经济负担在住院治疗、敬老院及社区服务间有显著的差别，总的花费与职业、身体疾病、症状严重程度、脑缺血指数和日常生活能力评分（ADL）呈正相关。住院患者的花费最高（9752元/月），其次是在敬老院中（1366元/月），最后是社区居民（522元/月）。

刘群[54]对在精神卫生中心门诊就诊的63例阿尔茨海默病患者进行调查，使用自行设计的调查表调查与阿尔茨海默病相关的每月总经济损失，包括每月照护所需费用、照护者经济损失等。调查结果显示患者平均总经济损失1158.8元/月，其中医护费用712.1元/月，照护者经济损失446.7元/月。

国内阿尔茨海默病经济分担相关研究结果见表2-1。

表2-1 国内阿尔茨海默病经济分担相关研究结果

作者	年份	地区	机构类型	样本量/人	直接医疗费用	直接非医疗费用	间接费用	总费用/(元·年⁻¹)
胡文生	2006	广州市	14个居委会 2个村委会	266				社区组6625 养老院组16 396 住院组117 018
刘 群	2007	上海市	精神卫生中心门诊	63	712元/月		447元/月	13 906
安翠霞	2010	石家庄市	河北医科大学第一医院	46	703.09元/月		600.20元/月	15 556
雷 婷	2011	苏州市	福星护理院	104	5826.73元/年		1750.11元/年	90 922.08
王晓成	2012	太原市	2个三甲医院 3个社区	168	7708元/年	1525元/年	6516元/年	15 749
贾建平	2015	全国	81个中心	2046	门诊15 578.35元/年 住院60 366.21元/年	31 683.93元/年	42 477.89元/年	89 740.17~134 528.03
韩 颖	2016	青岛市	26家养老院	244	2550元/月			30 600
李小卫	2017	北京市	居家、养老院医院	131	4518元/月	2578元/月	206元/月	87 624

2.4　无形经济负担

2.4.1　无形经济负担的内涵

无形经济负担是指患者由于所患疾病而给患者本人及其家庭造成痛苦、悲伤所导致的生活质量降低或因该疾病而引发其他疾病所产生的可能开销。[55]但是如何对痛苦、悲伤这类精神表现所导致的生活质量降低进行界定以及如何确定因该疾病而引发的其他疾病，目前尚缺乏明确的论述，并且如何对这两者进行合理的货币化评估也缺乏系统的公式。因此到目前为止虽然阿尔茨海默病给照护者带来非常大的无形经济负担，但其合理的评价手段仍需进一步探索研究。[56]

很多调查结论显示，长期照护慢性病患者或日常行为能力受到影响的患者，会对照护者的身心健康造成极大影响，这种影响往往通过照护负担展现出来。超过94%的阿尔茨海默病患者居住在家庭及社区环境中，由家庭照护者照护，缺乏必要的社会支持与干预[57]，这直接影响着照护者的身心健康与照顾质量，进而可能会导致病人无法得到有效照护康复的结局。高收入国家和地区对阿尔茨海默病患者家庭照护者照护负担的研究较多，我国对于家庭照护者相关负担的研究仍然较为少见，且集中在评估、比较及相关性分析等方面。[58]

由于阿尔茨海默病患者记忆力逐渐丧失及身体日常行为活动能力降低，因而其对照护者的要求较高，会对照护者的身体、心理、情绪、社交和经济等各方面都造成负面影响。[59]相关研究表明，约1/3的家庭照护者出现抑郁烦躁等症状，61%的照护者认为自己的情绪压力非常高。他们可能将自己的健康评价为差，并认为担任照护者会恶化他们的健康。[60]与非照护者相比，照护者也可能经历更高水平的抑郁情绪和体内分泌荷尔蒙压力，照护者的免疫功能降低，伤口愈合缓慢及出现更多的慢性病亚健康状态，如高血压和冠心病等。[61-64]由于照护者在身体和情感上遭受了损伤，因此照护人员的医疗保健费用比非照顾人员高出约8%。对阿尔茨海默病的照护活动同样会对全社会就业状况和工作效率产生负面影响：在全职或兼职照护者中，有65%出现缺勤、迟到或早退的情况，20%出现请假的情况。照护负担和由此导致的照护者就业变化往往导致照护者疏远社会网络，这可能会进一步加重照护者的抑郁和心理压力。[65-67]

2.4.2　无形经济负担相关研究成果

目前国内学者贾建平在其研究当中将照护人员无形的精神痛苦成本纳入间接经济负担的研究，所用指标为照护人员在过去12个月内因为照顾阿尔茨海默病患者而引起或恶化的任何症状，但是其计算结果显示通过这种方式计算得出的无形精神痛苦成本为5236.85美元/年，而总成本为128 267.22美元/年，无形精神痛苦成本仅占总成本的4.08%（见表2-2）。

表2-2　贾建平关于2015年中国阿尔茨海默病成本估算

分类费用		主要费用/(元·年⁻¹)
直接医药费用	门诊患者	15 767.91
	住院治疗	64 937.00
	自承担费用	3148.80
直接非医药费用	交通、住宿和饮食	3140.63
	营养品	12 568.45
	健康护理设施	1046.88
	正式护理	15 987.00
非直接费用	非正式护理	61 971.72
	无形精神痛苦成本	5236.85
总计		128 267.22

需要注意到的是，在上述研究中该无形精神痛苦成本的计算指标为"照护人员在过去12个月内因为照顾阿尔茨海默病患者而引起或恶化的任何症状"，并且在成本分类时归属于间接经济负担，难以全面体现出照护者的无形经济负担，因而对无形经济负担的讨论仍需进一步深入研究。

国内其他关于无形经济负担的研究，主要以阿尔茨海默病患者的直接照护人员的心理负担研究为主（见表2-3）。

表2-3　国内阿尔茨海默病患者照护者心理负担相关研究

作者姓名	年份	地区	机构类型	样本量	心理负担情况
何国琪	2009	浙江	绍兴市流动调研数据	216	照护者心理健康水平有不同程度下降，家庭照护负担越重对家庭照护者身心健康产生的影响越大
徐孙江	2009	上海	长宁区红十字老年护理医院	87	患者住院后家属心理负担明显改善
穆福骏	2012	上海	精神卫生中心护理部	100	焦虑标准≥50分的有34例
蒋　芬	2012	湖南	湖南省脑科医院神经内科	153	照顾者照顾负担总分为(38.25±14.29)分,属中等水平

续表

作者姓名	年份	地区	机构类型	样本量	心理负担情况
郭晓娟	2019	西安	西安交通大学医学院第一附属医院	69	对治疗无信心占比56.5%，无法交流占比52.1%，紧张担心占比29.0%，无望无助占比20.3%，希望摆脱占比60.9%
黄 伟	2016	辽宁	4家三级甲等医院	233	照护者ZBI平均得分为(57.56±13.45)分
娄 青	2016	天津	天津市环湖医院	200	照护者ZBI平均得分为(11.52±13.02)分
王 婧	2016	湖南	8家三级甲等医院12家社区卫生服务中心	152	主观照顾负担得分为(38.89±12.94)分

何国琪[68]2009年针对216例阿尔茨海默病患者的照护者进行调查，采用照护者生活变化问卷（BCS）及90项症状清单量表（SCL-90）进行调查。照护者生活变化问卷（BCS）测评显示的阿尔茨海默病患者的照护负担排序为经济负担、心理负担、家庭生活、亲人关系、身体健康、家庭活动。90项症状清单量表（SCL-90）调查结果显示，阿尔茨海默病患者的照护者的心理健康均有所降低，并且照护负担和得分之间的关系具有统计学意义，阿尔茨海默病患者所造成的家庭照护负担越重则对家庭照护者的身心健康产生越大的影响。

徐孙江[69]2009年针对87例在上海市长宁区红十字老年护理医院住院治疗的阿尔茨海默病患者家属，采用家庭会谈量表（FIS）、90项症状清单（SCL-90）及自编住院顾虑问卷进行调查。在患者住院三个月后：家庭会谈量表（FIS）显示照护者在日常生活维度、娱乐活动维度、家庭关系维度、躯体健康维度、心理健康维度、主观负担维度共计六个维度上的得分均有明显改善；而入院前后的直接经济负担没有显著差异；90项症状清单（SCL-90）当中的五项因子得分都显著降低，分别是躯体化、强迫、人际、抑郁和焦虑。

穆福骏[70]2012年选取100例上海市某医院老年病病房的阿尔茨海默病患者的直接照护人员，采用ZUNG焦虑自评量表和社会支持评定量表对照护人员的情况进行研究。结果显示有34%的照护人员焦虑得分大于等于50分，社会支持平均得分37.17分，高于常模34.56分。同时通过克莱兹（Claizzi）分析整理出困扰阿尔茨海默病患者照护者的五大问题：濒临崩溃、缺乏私人时间、经济负担过重、担心、恐惧和不安。

蒋芬[71]抽取2011年4月至2012年3月期间在湖南省脑科医院神经内科痴呆专科门诊就诊的以及在长沙市市级及以上医院短期住院的153例阿尔茨海默病患者

的主要照护者，采用照护者负担量表（CBI）以及照护者积极感受量表（PAC）进行分析。研究结果显示照护者照护负担总分为（38.25±14.29）分，属中等程度；照护者积极感受总分为（6～45）分，研究中总分为（32.18±8.12）分，属中等偏高水平。

郭晓娟[72]对2019年在西安交通大学医学院第一附属医院神经内科就诊的69例阿尔茨海默病患者家属进行问卷调查，发现照护者对治疗无信心占比56.5%，无法交流占比52.1%，紧张担心占比29.0%，无望无助占比20.3%，希望摆脱占比60.9%。该调查同时统计了阿尔茨海默病患者家属在长期照护过程当中认为最痛苦的难题：56.5%的患者家属认为治疗难以见到成效；52.2%的患者家属认为辛苦的照护付出难以得到患者的理解和感激；28.9%的患者家属认为是意料之外的突发事件，其中17.4%的患者家属选择了患者走失，11.5%的患者家属选择了跌倒骨折。

黄伟[73]在2012—2013年利用Zarit照护者负担量表（ZBI）对在辽宁省沈阳市4家三级甲等医院住院的233例阿尔茨海默病病人的家庭照护者进行调查，结果显示照护者ZBI平均得分为（57.56±13.45）分。

娄青[74]在2012—2014年对在天津市环湖医院就诊的200例阿尔茨海默病患者及他们的主要照护者，使用Zarit照护者负担量表（ZBI）进行调查，结果显示照护者ZBI平均得分为（11.52±13.02）分。

王婧[75]选取2016年湖南省8家三级甲等医院和12家社区卫生服务中心符合入组条件的152例社区阿尔茨海默病病人家庭照护者进行相关研究，该研究使用照顾者负担量表（CBI）、神经精神科问卷知情者版（NPI-Q）对阿尔茨海默病病人家庭照护者开展调查研究。CBI问卷共包含24个条目，用于测量承担照护任务对于照护者各方面身心健康的影响，NPI-Q用于测评阿尔茨海默病病人常见的12个精神行为症状的严重程度及对照护者所造成的负担。调查结果显示，主观照护负担得分为（38.89±12.94）分；多元逐步回归分析结果显示，影响照顾者主观负担的因素包括患者阿尔茨海默病精神行为症状严重程度、照护者是否与病人同住、家中分担照顾任务的人数、寻求情感支持行为以及照护者健康状况。

2.5 走失负担

由于阿尔茨海默病的特殊性，患者因病走失的概率非常大，而找寻患者给家属及相关人员造成的间接经济负担和患者走失造成的意外伤害更会给家属造成巨大的无形经济负担。目前关于阿尔茨海默病患者走失所造成的间接经济负担和无形经济负担的研究较为少见。

　　根据世界阿尔茨海默病报告显示，60岁及以上老人的阿尔茨海默病患病率逐年上升，且有年轻化趋势，因此阿尔茨海默病患者走失将是个日益严重的社会化问题。根据近两年的一项网络调查数据显示：我国每天有将近800余名老人出现不同程度的走失情况，几乎所有的走失老人都有一定程度的失智或失能表现。失智老人一旦走失，需要花费大量人力物力进行找寻和救助，且在得不到有效照看的情况下，老人发生多次走失的情况非常普遍，这会加大社会救助工作压力和加剧患者家属心理负担。

　　目前我国养老保障体系还未能向失智老人提供所需的有效保障，低端养老机构提供的服务往往得不到患者及家属的青睐。各类民营养老机构仍然是以利益而不是公益服务为其运营目标，他们更倾向于建设高端养老机构，其收费远非一般家庭能承受的。民营养老机构在享受国家各项优惠措施的同时，却在企业盈利不如预期或产生亏损时立即将亏损转嫁到养老的各项收费上，这加剧了患者及家属的经济及心理负担。因此，居家养老在我国目前仍然是失智老年人的首选。当前劳动力的快速流动、生育率的持续降低，使居家养老的失智老人难以得到子女或亲属的全天候陪伴，这些都导致失智老年人在得不到完善养老服务的情况下发生走失的概率逐年递增。

　　2016年10月9日，中国民政部社会救助研究院联合今日头条发布了我国首份《中国老年人走失状况白皮书》，报告显示，我国每年的走失老人约为50万人，平均每天约有1370个老人走失案例发生，走失老人平均年龄为75.89岁。通过数学模型统计分析，可得出老人走失的三大主要原因是健忘迷路、患有阿尔茨海默病和精神疾病。走失老人中有记忆力障碍的占比为72%，其中经过医院确诊的阿尔茨海默病患者仅占到总比例的25%，大多数走失老人家庭没有带老人去医院做过阿尔茨海默病检查，阿尔茨海默病确诊人数应远小于实际患病人数。

　　阿尔茨海默病患者的走失不仅会给家庭和社会带来巨大的经济负担，而且还会给患者亲属造成巨大的心理负担。一方面，每一次阿尔茨海默病患者的走失都需要亲属发动身边众多亲朋好友一起参与寻找，很多时候还要动用警察及社会各界力量来寻人。据2017年3月13日《鲁中晨报》报道，淄博市救助管理站在2014年1月—2017年3月的三年间共10次救助来自高青的同一位老太太，可见走失人员极易发生再次走失情况。另据中国经济网2019年7月12日记载，在浙江开化县和淳安县2个救助站的协同努力下，经多方数据比对，终于帮助一位已走失25年的老人与亲人团聚。由此可见，由于阿尔茨海默病患者存在记忆障碍、失语、失认等病症，因此其即使身在救助站，可能也很难找到回家的路。

另一方面更为严重的是，因阿尔茨海默病患者往往难以向周围群众清晰表达自己需要的帮助，部分阿尔茨海默病老人在被找到前已经历了很多危及生命的事件（长时间脱水、受伤摔倒、交通意外等）。据美国弗吉尼亚州一项对阿尔茨海默病患者走失人员的追踪调查发现，该地区大多数阿尔茨海默病走失人员都经历过摔跤跌倒，有33%的患者走失后发生了其他意外事件，有27%的患者因走失而丧失生命。导致走失患者死亡的三个主要原因分别是：室外长时间游荡因寒冷冻伤、长时间未能补水而全身脱水、意外落水溺亡。

通过查阅相关文献，未找到对阿尔茨海默病患者走失负担方面的研究分析。目前高度相关的信息主要来自网络报道和新闻传播，缺乏客观的调查研究和分析。而阿尔茨海默病的特殊病情，使患者及家庭面临走失风险高、寻回难度大，走失负担重的困境。

2.6 阿尔茨海默病的经济负担影响因素研究

阿尔茨海默病的经济负担受诸多因素影响，国内学者从人口学特征、临床因素、支付方式、失智级别等方面探讨了阿尔茨海默病患者经济负担的影响因素，结果普遍显示病情程度、性别、年龄、职业等因素会影响阿尔茨海默病患者的经济负担。

1. 病情程度

黄樱等人[76]2019年5月通过对不同特征的阿尔茨海默病患者的总费用进行比较与多元线性回归分析得出，阿尔茨海默病患者的年平均总费用为41 088元，其中轻度阿尔茨海默病患者的费用为16 528元，中度阿尔茨海默病患者的费用为30 462元，重度阿尔茨海默病患者的费用为44 216元。郭晓娟[77]等人通过多因素线性回归分析得出阿尔茨海默病患者病情严重程度对经济负担的影响最大。由于阿尔茨海默病的发展是不可逆的，随着患者年龄的增长，病情将逐年加剧，患者的认知、行为及日常生活能力都会直线下降，然而患者的各种开销费用将直线上升，由该疾病导致的经济负担越来越重。

2. 性别

国内外均有研究报道显示，女性患阿尔茨海默病的风险要高于男性[78][79]，也有研究显示患有阿尔茨海默病的风险与性别无显著相关[80]。据推测女性较高的阿尔茨海默病患病率可能与人体性激素的分泌有一定关联[81]。王晓成[82]等人研究显示女性患者在直接医疗费用、间接费用及总费用方面显著高于男性。雷婷[83]的研究表明，接受机构护理的男性患者的直接治疗费用高于女性，直接相关费用、间接经济负担则不存在统计学差异。

3. 年龄

目前研究结果显示，随着年龄的增加，患者的各项身体机能逐渐下降，对家人依赖增强，需要家人全天候照护。因此，患者的直接费用和间接费用呈现与患者年龄正相关，尤其是患者的间接经济负担随年龄增加明显上升。

4. 职业

2016年，美国威斯康星阿尔茨海默病研究中心（ADRC）的研究者们，在针对阿尔茨海默病高危人群进行长时间的研究后发现，那些经常从事复杂思考工作的人员、从事与人互动的复杂工作的人员更不容易患上阿尔茨海默病。有研究表明不同职业的阿尔茨海默病患者间的疾病经济负担并没有显著差异，但也有研究表明体力劳动者的阿尔茨海默病的疾病直接费用和总费用显著高于脑力劳动者。

5. 婚姻状况

阿尔茨海默病的经济负担与患者的婚姻状况显著相关。无配偶老年人多数在生活中缺少陪伴与依靠、缺少交流，心理压力较大，因而阿尔兹海默病的患病风险会增大。无配偶或非配偶照料的阿尔茨海默病患者的生活质量也相对较低。配偶通常是阿尔茨海默病患者的主要照护者，会付出大量时间照护患者，从而导致间接经济负担显著增加。

6. 合并疾病种类

研究结果显示合并疾病种类与阿尔茨海默病的直接医疗费用呈显著正相关。合并疾病种类越多，阿尔茨海默病的直接医疗费用也相应越重。但合并疾病种类与直接非医疗费用、间接经济负担的差异并没有统计学意义。韩颖的研究显示，有其他慢性疾病的患者的费用明显高于不患病的患者。慢性疾病威胁患者的健康也导致了经济负担的增加。

7. 日常行为能力

研究显示日常行为能力与阿尔茨海默病的直接经济负担呈显著相关。库博（Kuo[84]）及古斯塔夫森（Gustavsson）等人[85]研究发现，老人日常生活能力越低，对照护人员的依赖性就越强，照护成本就越高。随着病情进一步发展，患者的各项日常行为，如穿衣、吃饭、洗漱、洗澡、大小便等都离不开照护者协助，导致间接经济负担会持续增加。

8. 精神行为症状

阿尔茨海默病患者的精神行为症状与阿尔茨海默病的经济负担呈显著相关，存在精神行为症状的患者所造成的经济负担显著上升。雷默（Rymer[86]）的调查结果显示，阿尔茨海默病患者的精神行为症状是影响经济负担最重要的因素，坦吉（Tanji H[87]）的调查结果显示，阿尔茨海默病患者的精神行为和照护者负担的关联性很强，甚至强于对患者认知功能的影响。当患者精神行为症状逐渐严重时，所造成的直接医疗费用显著增加，但直接非医疗费用、间接经济负担的差异尚没有明显变化。

9. 住院时间

由于病情的特殊性，阿尔茨海默病患者的住院通常指的不是入住医院而是入住护理机构。当患者丧失基本日常行为能力时会被迫选择入住护理机构进行相关护理。莫里斯（Morris[88]）等人的相关研究表明，住院时间长短与患者的直接和间接经济负担均有显著相关性，通常超过六年住院时间的患者发生肺部感染、褥疮、尿道感染等多种并发症的概率较大，因而其直接经济负担远高于少于六年住院时间的阿尔茨海默病患者。而少于三年住院时间的患者的间接经济负担显示最高，这可能是由于患者家属探视频率较高引起的。

10. 其他因素

（1）患者退休金额。有研究显示，阿尔茨海默病的经济负担与其患者月退休金金额有显著关联性，并且不同患者的经济负担构成有差异明显。如住院治疗费、家属照护患者损失的劳动力、照护者误工费等统计指标的差别较为显著。

（2）患者抑郁症状。据国际阿尔茨海默病协会估计，有40%的阿尔茨海默病患者患有严重的抑郁症。抑郁症在阿尔茨海默病中很常见，通常表现在疾病的早期和中期。研究发现患者的直接医疗费用与患者自身的抑郁程度呈显著正相关，而直接非医疗费用、间接经济负担及总疾病经济负担则没有明显差异。

（3）患者残疾程度。有研究发现阿尔茨海默病患者的身体残疾会引起各项经济负担的加重。在残疾程度加重导致直接医疗费用上升的同时，由于患者自身行为能力缺失，需要照护者花费更多精力和时间来照护自己，从而引起疾病间接经济负担也随之加重。

2.7　本章综述

我国对阿尔茨海默病的认识随着老龄化社会的到来已逐年加强，但在民众意识和国家相关投入方面与欧美发达国家仍有差距，这些都导致了我国对于阿尔茨海默病的研究更多是集中在医疗用药阶段。在为数不多的有关阿尔茨海默病经济负担的研究中，大多是围绕直接经济费用的研究分析，部分研究涉及直接非医疗费用和间接经济负担的测算，但是测算面普遍不全。

对阿尔茨海默病无形经济负担的相关调查非常少见，基于调查的研究分析更是少见。虽然受限于可靠调查方法的缺失，但是无形经济负担在阿尔茨海默病这种需要花费照护者极大精力、物力、财力开展长期照护工作的疾病经济负担中的占比让我们无法忽视它的存在。阿尔茨海默病患者随着病情发展会出现许多精神行为症状及情绪症状，这会对照护者产生巨大的情感和心理伤痛，导致无形经济负担显著上升。

此外，关于阿尔茨海默病患者走失负担的相关研究也非常少见，多仅见网络报道和新闻传播，缺乏基于调查研究的客观研究和分析。由于阿尔茨海默病的特殊病理特点，患者极易发生走失风险。一旦走失，阿尔茨海默病患者的失语、失认、失智使他们难以向周围主动寻求帮助，无法清楚表达自己，也无力寻求有效的自救方式，因而发生各类危及生命健康的突发事件的可能性极大。这无疑会给家庭和社会带来沉重的经济负担，更有可能造成难以估量的损失，对家庭造成严重的心理负担。

阿尔茨海默病患者安全防护社会支持体系研究

不同学科领域的学者由于各自的理论视角不同，对社会支持作出了不同的解释。从社会网络视角看，个人的社会支持网络就是指个人能借以获得的各种资源支持，如金钱、物质、情感、技术等方面的社会网络。通过社会支持网络的帮助，人们解决生活中的问题和危机，并维持日常生活的正常运行。

3.1 阿尔茨海默病患者安全防护社会支持体系要素

社会支持包括四大基本要素，即主体、客体、手段与内容。通俗来讲，社会支持就是主体通过一定的手段将支持的内容提供给客体的过程。当我们把社会支持体系的核心定位在安全防护（居家生活安全防护、医疗保健防护、出行安全防护、突发情况应急防护），将个体锁定在老龄群体中的阿尔茨海默病患者时，社会支持体系的含义见表3-1。

表3-1　阿尔茨海默病患者安全防护社会支持体系

主体	客体	手段	内容
即安全防护社会支持的施者，是政府主导的相对持久稳定的社会网络(个人/家庭、政府、社会市场等)	即安全防护社会支持的受者。此处聚焦于阿尔茨海默病患者这一老龄弱势群体	即为安全防护社会支持的客体提供支持的方式、方法，包括人员、财物、精神及技术手段。此处聚焦于互联网信息技术手段	即提供什么样的支持，包括日常生活照护、医疗保健、安全保障、精神慰藉、经济供养、情感关爱等

阿尔茨海默病患者安全防护社会支持体系的功能应该是维护阿尔茨海默病患者的健康和安全，在关键时刻为他们提供最渴望的支持，让阿尔茨海默病患者可以依托其安全防护社会支持体系从容应对危及个人安全健康的风险，使他们面对养老问题不再恐慌，能够安度晚年。

失智老人是社会的弱势群体，也是老龄群体的一部分。在通常意义上的老年人安全防护社会支持系统的构建基础上，如果融入失智老人的要素后，即可形成适合失智老人的安全防护社会支持体系框架。该社会支持体系不仅服务于阿尔茨海默病患者，也可服务于广大老龄群体，可选择的框架见表3-2。

表3-2　阿尔茨海默病老人安全防护社会支持体系框架的构建

角度	安全防护社会支持体系框架
主体	政府、个人/家庭、社会(市场)、社区、机构(医疗护理机构、养老机构、社会保障机构等)
手段	人员、财政、支持性设施、精神支持、技术支持
内容	日常生活照护、医疗保健、安全保障(居家安全、出行安全、走失应急)、精神慰藉(情感关爱、应急心理干预)、经济供养
社会化程度	居家、日托、全托
范围	微观(家庭)、中观(社区)、宏观(社会市场)
地点	家庭、社区机构(日托)、养老机构(全托)、医疗机构

应该说阿尔茨海默病患者安全防护社会支持体系框架不是唯一的，根据不同维度，只要具备科学性、可操作性，又兼顾阿尔茨海默病老人安全照护特点的各种体系框架就都有存在的合理性。

图3-1为阿尔茨海默病患者安全防护社会支持体系的要素分布图，其中主体、客体、手段及内容作为安全防护社会支持体系的一级核心要素，上文已做界定，此处不再赘述。二级要素包括由主体衍生出的政府、个人/家庭、社会；由手段衍生出的人、财、物、精神和技术等方面的支持，具体包括人员的配置、经费的筹集、设施配套及监管、技术应用和支持、精神鼓励与支持等倡导－监督－管理机制等；由内容衍生出的日常照护、医疗保健、安全保障、精神慰藉、经济供养。

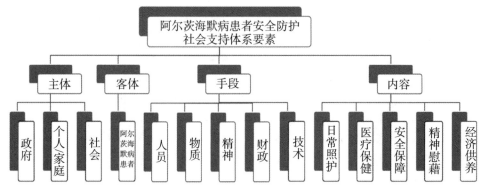

图3-1　阿尔茨海默病患者安全防护社会支持体系的要素分布

安全防护社会支持体系中的主体，即支持的施者，是政府负责并主导的相对持久稳定的社会网络。只有在政府主导下，才能由政府、个人/家庭和社会（市场）共同致力于建立一个覆盖全社会的以阿尔茨海默病患者安全防护为核心的社会支持保障体系。我们这里基于"互联网+"的背景，从技术手段视角研究阿尔茨海默病患者安全防护社会支持体系如何在日常照护、医疗保健、安全保障、精神慰藉等方面发挥作用。以医疗保健为例，目前各国政府都在关注如何通过远程医疗技术和智能辅助设备来帮助难以出门需在家进行相关治疗的阿尔茨海默病患者。公立医疗机构难以提供达到符合患者需求的特定就诊环境，私立机构的覆盖面和专业性难以达到专门为阿尔茨海默病患者提供就诊服务，并且由于该类患者的特殊性，外出就诊往往并不是家庭照护者的首选方案，远程医疗技术和辅助设备已成为广泛关注的重点。

3.2　阿尔茨海默病患者的照护主体和需求

3.2.1　我国现行阿尔茨海默病患者的照护模式和主体

我国现实社会中可以运作的阿尔茨海默病患者的照护模式包括四类。①居家照护：社会与家庭相结合的照护方式，由家庭支持及上门服务组成；②社区照护：主要指社区日托服务；③养老机构照护：集中式全托照护，主要提供生活照护；④医疗机构照护：同属社会化的全托照护，主要提供医疗照护。四种照护类型相互衔接，"四位一体"，组成一个系统。每种照护类型均存在丰富的照护方式。被照护者常因健康状况、生活环境的变化而需要在这四个类型间变换。为做到不因居所和服务提供者的变更而导致照护的脱节，可以利用"互联网+"支持的新一代信息通信技术织造起一张失智老人的"无缝照护网"，赋予每种照护类型确切的照护模式，让失智老人根据自身需求获取更适宜的照护服务。

一项针对2018年中国脑病大会的参会专家进行的问卷调查研究指出，从专家对阿尔茨海默病的专业认知角度出发，其对阿尔茨海默病患者照护模式选择的调查数据显示：26.14%专家认为患者适合家庭照护模式，24.18%的专家认为患者适合家庭-社区照护模式，16.99%的专家认为患者适合家庭-机构照护模式，10.07%的专家认为患者适合养老机构照护模式，9.80%的专家认为患者适合社区照护模式，8.24%的专家选择了其他照护模式，4.58%的专家认为患者适合社区-机构照护模式（见表3-3）。

表3-3 阿尔茨海默病患者照护模式选择

照护模式	人数/人	占比
家庭照护模式	200	26.14%
家庭–社区照护模式	185	24.18%
家庭–机构照护模式	130	16.99%
养老机构照护模式	77	10.07%
社区照护模式	75	9.80%
其他	63	8.24%
社区–机构照护模式	35	4.58%
总计	765	100%

从数据结果分析来看，阿尔茨海默病患者的长期照护离不开家庭的支持，家属也难以放心将患者完全托付给养老机构。但是单纯依靠家庭来完全负担阿尔茨海默病患者的长期照护，会给家庭成员造成严重的疾病负担及心理负担等。家庭养老符合中华民族的文化传统，能满足患者的期待，家庭应作为阿尔茨海默病患者照护负担的主体。在阿尔茨海默病患者养老模式构建中，必须强调家庭发挥的不可替代作用，它应该也必须对赡养老人直接负责，在阿尔茨海默病患者安全防护社会支持体系中是首要职责主体。考虑到家庭无法应对100%的照护职责，根据专家调查结果，55.00%的职责应由家庭承担，剩下45.00%的职责应由国家和市场等其他主体来协助承担，这在一定程度上能够减轻当前阿尔茨海默病患者家庭的各种负担（见表3-4）。

表3-4 阿尔茨海默病患者照护主体

在阿尔茨海默病患者的照护过程中承担主要照护职责	人数/人（占比）	专家认为职责承担所占比重
家庭照护为主:子女及直系亲属等照护	384（50.20%）	55.00%
国家照护为主:政府设置专门的阿尔茨海默病患者照护机构	253（33.07%）	48.00%
市场照护为主:以营利性为目的的养老机构等场所	73（9.54%）	52.00%
其他	55（7.19%）	60.00%
总计	765（100%）	

3.2.2 家庭作为承担主体的负担和职责

1. 家庭作为承担主体负担过重

北京一项针对阿尔茨海默病重点专科三甲医院脑病科2016—2017年的调查

表明，被调查患者最近一年的阿尔茨海默病经济负担为214 969.82元，其中：直接经济负担为50 459.78元，占总经济负担的23.47%；间接经济负担为41 380.29元，占总经济负担的19.25%；无形经济负担为123 129.75元，占总经济负担的57.28%。从数据可知，阿尔茨海默病给患者家庭带来沉重的疾病经济负担，由于该疾病的特殊性，阿尔茨海默病经济负担的特点以无形经济负担为主，并且间接经济负担较重，尤其是对照护者造成严重的劳动损失。此外，照护者也承受着严重的心理负担，65.50%的被调查者处于中度以上的心理负担。由于长期照护阿尔茨海默病患者，照护者的生理、心理、社会参与、人际关系、社会交往等方面都受到了严重的影响。

2. 家庭承担职责的不可替代性

家庭是社会的基本单位，在阿尔茨海默病患者安全防护社会支持体系中，家庭是患者最初的服务提供者，甚至是仅有的服务提供者。阿尔茨海默病患者安全防护社会支持体系中的家庭主体主要承担的职责有以下三个：养老经济保障、基本生活照护和精神情感慰藉。前两个职责可以通过政府、市场机制来弥补家庭供给的不足，而精神情感慰藉是家庭在阿尔茨海默病患者安全防护社会支持体系中所应承担的不可替代的职责。

（1）养老经济保障职责

经济保障指家庭向阿尔茨海默病老人提供诸如金钱、衣物、食品等物质支持。据中国社科院人口预测专家测算，2015年我国已有1.76亿独生子女家庭，他们或多或少都正面临或将面临养老难题，其中首先就是经济压力。无论是在家庭雇用护工，还是入住民营养老机构，其月收费普遍超过大部分老人的退休金，家庭需负担额外的开销花费。阿尔茨海默病患者的养老经济负担远超一般老人的养老负担，给家庭造成更大经济压力。老有所养是家庭子女的责任，同时也是社会的责任：一方面国家要多建性价比高的养老院；另一方面要完善阿尔茨海默病患者安全防护社会支持体系，以便从根本上为阿尔茨海默病患者及其家庭照护者排忧解难。

（2）基本生活照护职责

生活照护指家庭成员向老人提供日常生活照护（如饮食、洗澡、排泄、看护等）和家务帮助（如卫生清洁、采购等）。阿尔茨海默病患者由于日常行为能力逐渐丧失、大小便失禁、乱发脾气等各种精神行为症状的多发，家庭照护者所需承担的基本生活照护负担远远多于正常老人的养老需求。笔者的亲属中有罹患阿尔茨海默病的长辈，能切身体会在患者的日常生活照护过程中，家属遇到的太多艰辛和痛苦。为维持老人的基本生活照护，不少本应在工作岗位奋斗的中年子女无奈选择办理早退、病退，甚至辞职。

（3）精神情感慰藉职责

精神情感慰藉指家庭成员通过陪伴阿尔茨海默病患者、与患者进行语言和肢体沟通等形式来满足患者的精神情感需求。虽然这种精神情感慰藉及心理情感支持可能不具备心理学家的专业性和针对性，但家人提供的精神情感慰藉具有发自内心和血缘关系的自发性和天然性，在阿尔茨海默病患者安全防护社会支持体系中，家庭照护服务所具有的独特情感作用是政府和市场等其他主体提供的专业服务所无法取代的。随着阿尔茨海默病患者安全防护社会支持体系的扩展和完善及社会化保障服务体系的发展，家庭所承担的阿尔茨海默病患者的养老经济保障及基本生活照护的职责都在下降，但对家庭的精神情感慰藉职责的需求会不断提升。（见图3-2）

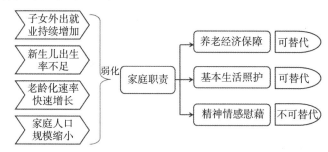

图3-2　阿尔茨海默病患者安全防护社会支持体系中的家庭职责

3.2.3　家庭照护者对其他主体的需求

1. 家庭照护者对政府的需求

目前阿尔茨海默病患者家庭照护者对政府主体的需求见图3-3。

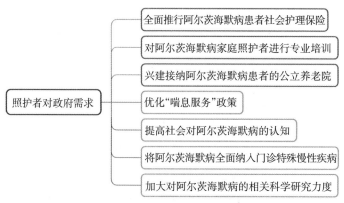

图3-3　照护者对政府的主要需求

（1）全面推行阿尔茨海默病患者社会护理保险

社会护理保险制度是为失能失智人员享有基本生活照护和与基本生活密切相关的日常护理等服务提供保障的社会保险制度。人力资源和社会保障部2016年宣布，在全国15个城市首批启动长期护理保险制度试点（河北承德、吉林长春、黑龙江齐齐哈尔、上海市、江苏南通和苏州、浙江宁波、安徽安庆、江西上饶、山东青岛、湖北荆门、广东广州、重庆市、四川成都、新疆维吾尔自治区石河子市），目的是通过两年试点运行，建立通过社会互助共济手段来进行资金筹集的机制，服务对象为长期失能人员，服务内容为提供基本生活照护服务和基本医疗护理服务，试点阶段原则上主要覆盖职工基本医疗保险参保人群。

但是从目前政策实际实施的过程来看，重点覆盖人群为失能群体，失智患者尚未完全纳入保险范围内。全国15个失能照护保险试点城市之一的青岛已将重度阿尔兹海默病纳入失能险，成都已经完成阿尔兹海默病评估标准，2018年年底将阿尔兹海默病患者纳入失能险，但是全面推行阿尔茨海默病患者的社会护理保险还有很长一段路要走。

关于社会护理保险的提供形式普遍有以下三种：提供金钱补偿、提供服务、"部分金钱补偿+部分服务"混合形式。由于阿尔茨海默病患者病情的特殊性和复杂性，照护者更多的是希望以"部分金钱补偿+部分服务"的形式为主，从而缓解阿尔茨海默病给家庭带来的负担。

（2）对阿尔茨海默病家庭照护者进行专业培训

目前针对照护阿尔茨海默病患者的培训主要来源于部分非营利组织、家属互助会以及私立养老机构，国家层面的专业培训较为缺失，很多家属甚至都不知道有康复治疗。由于目前能接纳阿尔茨海默病的养老机构主要以私立机构为主，收费昂贵，所以阿尔茨海默病患者普遍以居家照护为主，家属对不同病程的照护方式、居家适老化改造、适老化照护用品等基本的专业知识缺乏了解。在照护患者过程中，家属遇到比较多的问题有，如何给患者擦洗翻身、如何处理大小便、如何给患者吸氧、如何处理患者的吞咽功能障碍等，对于这些护理手段，照护者急需专业培训。针对失智老人如何进行心理陪伴更几乎是空白，照护者目前对药物治疗阿尔茨海默病几乎不抱太大希望，只有从精神层面给老人以专业照护，同时让照护者自己得到疏导和解脱。阿尔茨海默病照护者普遍希望政府能对居家养老的阿尔茨海默病照护者给予无偿的居家养老知识技能照护培训，并定期为其提供心理辅导及心理培训。

（3）兴建接纳阿尔茨海默病患者的公立养老院

养老事业是公共产品，国家要加大投入，对民营机构要严格控制。不能为了解决养老问题，大力发展民营企业投入，让退休老人加重负担，进不了养老院。因为民营养老院讲利润，追求盈利是第一目标。对于养老机构国家要加大投入，让失智失能的老年人真正享受幸福的晚年生活。

很多步入老年的阿尔茨海默病患者都是当年国家独生子女政策的响应者，其家庭结构使他们的子女无法顾及照顾父母的身体，而目前能接纳阿尔茨海默病患者的养老院大部分采用的是"公建民营"的养老模式，即由政府出资兴建养老机构的基础设施，然后再用招标的方式，让社会组织或服务团体来进行具体的管理运作。虽然公建民营的养老机构仍然不能以营利为目的，在入住价格和入住资格上要体现福利性和公益性，收住对象以生活困难的老人为主，同时公建民营养老机构的所有权仍归政府，必须接受政府民政部门的监督和管理，但不可否认的是，由于阿尔茨海默病患者照护难度大、照护要求高，民营养老院制定的收费价格往往超过许多阿尔茨海默病患者的退休金。大部分阿尔茨海默病照护者希望国家兴建一部分专门针对阿尔茨海默病这个特殊群体的公立养老院。

据北京中医药大学谢其鑫提供的一项2018年的调研数据显示，以北京市养老机构为例，网上可查养老机构共计904家，机构类型涵盖敬老院、老年公寓、护理院、疗养院、养老照护中心、养老社区、福利院及其他类型机构。其中明确表示能接纳阿尔茨海默病患者的仅55家，占比6.08%（见表3-5）。从机构性质来看，公办机构仅14家，占比25.45%；公建民营、民办、民办公助机构共计41家，占比74.55%。从床位数来看，公办机构床位数仅3191张，占比12.48%；公建民营、民办、民办公助机构共计22 368张，占比87.52%。从对阿尔茨海默病患者的平均收费来看，公办机构平均收费8017.86元/月，而公建民营、民办、民办公助机构平均收费9362.20元/月。55家机构共计床位数2.56万个，但这些床位并不是100%全部用于接纳阿尔茨海默病患者，实际真正用于接纳阿尔茨海默病患者的床位数可能更少。如果按照2017年年底，北京市60岁及以上户籍老年人口约333.3万，并以我国标准化失智患病率6.63%进行估算，预计北京市60岁及以上户籍老年人口中可能有22.03万失智患者，其中绝大部分都是阿尔茨海默病老人。可以看到目前市场能接纳阿尔茨海默病患者的床位数与北京市实际阿尔茨海默病患病人数相比，存在着巨大的差异。那些专门接收阿尔茨海默病患者的民办养老机构，其收费价格远高于2017年北京市月平均3800元的养老金水平。

表3-5　截至2018年6月北京市能接纳阿尔茨海默病患者养老机构情况

养老机构属性	机构数目/个	床位数合计/个	平均收费/元
公办	14	3191	8017.86
公建民营	5	1142	8340.00
民办	31	20554	9488.71
民办公助	5	672	9600.00
总计	55	25559	9020.00

以上还只是北京的状况，其他一线及二、三线城市的情况则更令人堪忧。通过2019年对山西省养老网、山西养老地图网汇总的太原市的养老机构信息进行分析以及实地走访山西豪景老年公寓、山投养老体验中心、山投孟母养生生态园、山西省晋祠干部疗养院等，笔者了解到愿意接纳阿尔茨海默病患者入住的主要为民营养老机构。民营养老机构针对入住的阿尔茨海默病患者，要求其入住时需要携带近三个月内由省属三甲医院出具的相关体检报告，并会同养老院保健医生做一个定级评测，最后给患者定出的常规护理级别收费已远远超出老人的退休薪资水平。由于养老院提供点对点的业务服务，家属难以从养老院其他患者和亲属那里获得信息。这种信息提供不对称的服务，成为养老机构争取利益最大化的手段，也给阿尔茨海默病患者家属造成不得不接受的严重的经济负担。

（4）优化"喘息服务"政策

"喘息服务"是指由政府或民间机构牵头成立专门队伍，经一定培训后，提供临时照顾老人的服务，给照料老人的家属一个喘息的机会。这项人性化的服务被比喻为"养老救火队"。2012年，上海黄浦区瑞金二路街道在全市率先试行"喘息服务"；2014年，苏州工业园区景城社区也推出了"喘息服务"；2018年6月，安徽安庆市试点"喘息服务"项目；2018年8月，南京市政府发布《关于全面放开养老服务市场提升养老服务质量的实施意见》，探索建立养老"喘息服务"；2018年11月，北京市丰台区老龄办试点"喘息服务"，作为北京市首个由政府买单并开展相关服务的城区，其通过政府购买服务的方式，给长期照护失能、失智老人的家庭成员每月放4天假，有需要服务的家庭可到居委会提出申请。

政府出台的喘息政策要落地实施还有一定困难。从南京市阿尔茨海默病家庭照护者反馈的信息来看[89]，2018年南京民政出台的喘息政策，对服务对象的条件设定已经从最初规定的评分110分以上，降低到80分，尽管如此，很大一部分失智患者还是因虽然智力受到影响，但身体活动能力尚在且没有卧床从而导致无法达到政府要求的评分，这部分失智患者家属依然难以申请获得"喘息服务"。此外，南京市失智家庭"喘息服务"是每天提供150元的补贴，但是从照护者与养老院沟通的情况来看，几乎没有养老院愿意受理，其原因在于：一方面养老院更希望接纳长期入住的患者，另一方面补贴价格与实际市场价格出入较大。有照护者向政府反馈相关情况，得到的答复是"政府补贴是按此标准，具体做什么需要家属和服务提供商协商好"。换句话说，150元是能够在养老院托管一天还是只上门洗一次澡，需要双方协商确定，因此其对家属实际上的帮助还是不大。大部分阿尔茨海默病照护者希望政府一方面适当提高"喘息服务"的补贴金额，另一方面也能够提供与政府合作的服务供应商，从而让家庭照护者真正享受到"喘息服务"。

"喘息服务"在有关服务对象的条件设定、识别标准，社会力量的介入、服务规范的完善，以及如何形成政府主导、社会参与、市场运作、全民响应的"喘息服务"格局等方面，还需要政策引领和法律保障。只有做到政策不滞后，法律保障持续跟进，才能形成政府、社会、公众在养老资源上的合力，以增强失智老人在养老上的获得感、幸福感和安全感。

（5）提高社会对阿尔茨海默病的认知

提高社会对阿尔茨海默病的认知，首先是提升民众对阿尔茨海默病的正确认识。按照阿尔茨海默病的发病率和发病趋势，我国阿尔茨海默病可能存在的病患人数同医院实际就诊率相差较大。部分民众对"老年痴呆症"存在一定的病耻感，使患者背负"污名"，患者家属常常不愿意让他人知道家中有阿尔茨海默病患者，患者本人在头脑尚清醒时更是难以接受自己将变失智的事实，直到出现患者走失时，家属才会想到带患者就医。其次是让社会能够正确接受阿尔茨海默病患者。由于阿尔茨海默病患者可能存在走失风险和表达缺乏、功能退化、认知障碍、精神失常及行为异常等表现，而很多人并不理解患者的这些行为，导致患者与外界接触时即使有家属陪同也常会与社会发生语言冲突，甚至发生肢体冲突，让照护者非常痛心和无奈。家属不可能因患者这些举动而长期将患者禁闭在家，因此希望政府通过公益手段，向社会宣传关爱阿尔茨海默病患者，纠正一些媒体的误导，让全社会了解阿尔茨海默病患者群体，给予他们一份关爱、理解和包容。

与艾滋病和癌症不同，阿尔茨海默病的症状限制了患者的表现能力，他们往往无法面向社会做一个好的宣传活动发言人，讲述自身的令社会公众信服落泪的叙事性抗病斗争和成功案例。而患者的家属由于长期提供照护服务，也没有时间和精力致力于提高社会公众对该疾病的认识及资金投入重要性的宣传活动。尽管照护人员的个人经历故事在切实引发公众共鸣和对阿尔茨海默病的深思方面可能非常有效，但从目前公共宣传结果来看，阿尔茨海默病还远未达到与其他疾病相同的宣传水平。

（6）将阿尔茨海默病全面纳入门诊特殊慢性疾病

门诊特殊慢性疾病（简称门诊特病）是指符合医疗保险统筹基本支付范围，病情较重、危害性较大、治疗时间长、费用较高，按照医学临床诊疗规范要求可在门诊实施治疗的部分疾病。阿尔茨海默病主要以门诊药物治疗为主。我国自1996年开始医保改革，各地逐步推进，2012年卫健委下文要求医保费用各地统筹平衡，故各地政策各有特色。目前我国仅有四川成都、湖南长沙、福建三明、新疆乌鲁木齐等部分城市将阿尔茨海默病纳入门诊特病系统。

阿尔茨海默病轻中度患者通常需服用安理申，重症患者一般服用美金刚，两种药都和降压、降糖药一样，需每天服用。按照安理申约1200元/月、美金刚约1000元/月计算，有的患者需要两种药同时吃，一个月需花费约2200元。如果患者再尝试用中医药及其他治疗手段，每个月药费加治疗费将是一笔不小的开支。虽然目前阿尔茨海默病尚没有特效药，但如果病人能接受早期诊断并采取正确的药物治疗、心理治疗和社会行为治疗等治疗手段，再辅之以良好的护理，还是能在一定程度上延缓患者病情的发展，从而尽可能减轻家属负担。患者家属希望政府能尽快将阿尔茨海默病全面纳入门诊特病，以降低其经济负担。

（7）加大对阿尔茨海默病的相关科学研究力度

如果为疾病研究提供充足的资金，将极大推进疾病从基本发现进展到研发出成功有效的治疗方法。以美国国家卫生研究院对艾滋病的研究资助为例[90]，2011年对艾滋病相关资助约30亿美元，当时美国约有100万艾滋病毒阳性的受试者，相当于美国国家卫生研究院为每位艾滋病感染者投入约3000美元资金。与之相对的是美国国家卫生研究院资助有关阿尔茨海默病的直接研究资金约为4.5亿美元，另有1亿~2亿美元用于老龄化认知衰退、相关神经退行性疾病等与阿尔茨海默病存在相关性的研究。而美国约有500万阿尔茨海默病患者，相当于美国国家卫生研究院为每位阿尔茨海默病患者投入资金不超过130美元。比较得出，美国国家卫生研究院为艾滋病感染者所提供的资金是阿尔茨海默病患者的23倍。从世界范围看，目前缺乏有效针对阿尔茨海默病的治疗方法，全球对于阿尔茨海默病的研发投入都还远远不足。2017年国际阿尔茨海默协会第70届世界卫生大会力促各国在失智症计划中增加疾病研究和财政投入。近年来，世界各国都在加大宣传力度，提高公众对阿尔茨海默病对社会和经济影响的认识。

对于阿尔茨海默病的相关研究经费投入不足，推测可归因于阿尔茨海默病一直被认为是老龄化不可避免的结果，直到最近人们才普遍接受其作为疾病的客观事实。同时由于尚缺乏明确的病因研究及老年人在主流社会群体当中的弱势地位等原因，都可能导致阿尔茨海默病研究经费的不足。

2. 照护者对市场的需求

家庭照护者对于市场的需求，主要集中在对养老机构的需求。

（1）养老院与居家养老相结合

家庭照护者普遍认为对于阿尔茨海默病患者，居家养老与养老院相结合效果会更好。养老院有三餐供应，生活规律，有护士站，有专人或义工组织活动。家庭照护者希望养老院发挥抱团养老、抱团护理的优势，让老人在其中能够尽可能地与人交流，满足老人害怕孤单寂寞、喜欢热闹环境，在人群中能感觉踏实和安全的需求，而这些是家庭无法提供的。家庭照护也希望在空闲时间能接老人回家住几天，让老人尝尝家里的饭菜，感受家庭的温暖，这些又是养老院无法提供的。养老院与居家养老相结合既能把家庭照护者从每日饮食起居的照护中解放出来，使照护者获得喘息时间，又能确保老人享有专业人员照护。家属给予老人充足的精神陪伴和安慰，养老院主要负责在生活上照顾老人。在照护形式上，还有照护者希望养老院提供短期照护服务，即将老人寄托在养老院几天、几个星期，甚至数月，以给予家庭照护者一定的喘息时间。虽然目前部分省市有条件的养老机构已开设有日间服务（老年日托），但是由于阿尔茨海默病患者的特殊性，很多日间服务无法接待阿尔茨海默病老人，不能满足家庭照护者的需求。

除养老机构的日间服务外，家庭照护者也希望能发挥社区的作用。对那些请不到保姆、无法负担送老人到养老院、仍在工作的家属，由社区帮扶解决家属白天工作时段对老人的看护和帮助。社区组织的其他活动包括开展社会义工与老人们的互动娱乐活动、社区义工传授照护者照护经验和方法的交流活动，通过这些活动方式把社交圈送上门，让失智老人尽可能不脱离社会，减缓疾病发展，让失智老人家属获得帮扶、舒缓压力。

照护者对养老院与居家养老相结合的需求还体现在希望养老院离家尽可能近一些。由于老人患病后无法表达清楚自己的意志，很多家属不放心，非常担心老人在养老院受欺负，每天下班后或周末都希望能去看望陪伴老人，如果养老院离家较远，就很难做到这一点。

（2）养老院制定合理的收费标准

我国目前大部分养老机构都登记为民办非企业单位，因而享受国家经济补助和土地优惠与税收减免政策。由于民办非企业单位不能营利和分红，而养老地产又涉及商业性质房产领域，因此养老服务机构具有福利性事业和市场化经营双重特征。如何平衡养老地产公益性与营利性之间的关系非常重要。目前，部分房地产企业以及实力雄厚的企业在国内投资兴建养老地产机构，目标人群普遍定位在中高端人群。很多原本做平价养老机构的企业，也在向高端机构转型。但机构养老服务不应等同于养老院高端化。养老机构目前最缺、最急需的是满足高风险老年人群，例如阿尔茨海默病患者的长期护理型机构，且部分养老机构所设养老服务项目过度高端化，完全偏离普惠方向。

将阿尔茨海默病患者送到养老院的家属普遍表示，养老院的收费标准过高，单凭老人的退休金根本无法入住条件稍微好一些的养老院，子女需要再额外承担很大一部分开销。同时在定价权上，养老机构有着完全的主动权，家属很难有商量的余地。从笔者走访的太原及周边的几家养老院并和家属交流反馈的情况来看，办理入住养老院后期手续阶段基本采取个别接待的方式，养老院会以入住老人状况不同、所选房型不同、床位选择不同、护理级别不同，给出不同评级定价，独立包房另收高额费用，且没有公开张贴以上收费的价目信息表。此外，还需缴纳数额相当可观的入住医疗保证金。

家庭照护者希望相关部门能尽快制定合理规范的养老机构收费标准和入住保证金（押金）标准。而目前对民办养老院收取入住保证金的标准没见到有明文规定。据本研究的调查结论，目前主要是经营者自行定价，其利用老人们缴纳的入住保证金再次进行投资，赚取利润，已成为该行业不成文的"潜规则"。

（3）加强养老院的规范管理

2018年，民政部出台了首个关于养老机构服务质量管理的国家标准《养老机构服务质量基本规范》，对养老机构的基本服务项目、服务质量基本要求、管理要求等做了相应规定。虽然国家制定了养老机构服务质量的基本规范，但由于养老服务涉及入住老人衣食住行的方方面面，仅以一个基本规范难以提升养老院的服务质量，还需养老院自身加强规范管理意识，更需要加强社会对养老院的监督管理。

笔者通过某养老体验中心入住人员家属实地了解到，有家属为入住患者选择了独立房间和最昂贵的一对一的护理等级，为的是提升老人的入住质量。但某日老人夜间突发疾病，早上6点才被护工发现，在送往医院的途中就已没了脉搏。由于失智半失智老人无法向亲属表达夜间无人看护的情况，家属不能及时获知信息，才导致不幸事件的发生。失智失能老人的行动和认知能力降低，容易让护工钻空子。如他们的一日三餐都由护工负责打饭，存在饮食不能足量供应，老人只要没饿着，即使吃不饱也没办法或不敢提出还想添加食物的情形。对此类问题家属难以获得有效证据，维权困难。其他资料中有提到出现老人排泄物长时间粘在身上不被清理、夜间和白天某些时候被用皮带扣在床边的情形。这种不人性的照护方式，会对阿尔茨海默病老人造成更大的伤害，家属如果提出要求，养老机构会以"夜间老人不睡觉徘徊走动会给护理人员带来太多工作量，行为有伤害性"等为由表示"如不能接受，暂不能接收入住"，这也让无法在家看护患者的家属身陷困境。

为了加强养老院的规范管理，让家属放心，很多阿尔茨海默病老人家属提出希望能通过安装摄像头进行全天监控，让家属在任何时间、任何地点都能看到老人的动态，或者能共享养老院自己的监控系统。随着目前养老院与入住老人各类受伤纠纷的出现，有条件的养老院已在公共空间装有安防监控系统，需要时可尽可能地还原事件的真相，但监控范围不覆盖老人入住房间的内部。

此外，目前养老院针对失智老人的定价评级，都由各养老院自行制定一套评估流程，收费标准五花八门、种类繁多，没有统一的参照标准。养老院的管理和服务质量等也缺乏政府、社会和家属的评估监督管理。

（4）完善医养结合模式

2016年6月和9月，国家卫生计生委联合民政部接连发布了关于确定第一批、第二批国家级医养结合试点单位的通知。虽然医养结合模式被逐渐提上日程，但是在对养老机构实地走访和与照护者访谈的过程中，笔者了解到目前试点的养老院虽然与医疗机构有合作，但是多为出现情况就近送医及采取坐诊医生例行的巡诊制度，坐诊医生的资格及专业水平无从考究，巡诊医生无法对老人身体状况有充足的了解，能够给予常规病患老人的帮助实在有限，更别说对阿尔茨海默病老人的帮助了。一旦遇到头疼脑热，老人的病情也无法在养老院得到解决，还是需要家属将其送往医院进行相关治疗。照护者对于医养结合的需求实际上不是指让医生驻扎养老院，而是当老人经医院确诊后，由养老院承担起照护的责任，比如挂水、吸痰、吸氧、喂药等，同时在照护老人的过程中，能做到对老人的病情提前预警，及时发现问题、及时记录、及时送医院。

谢其鑫在其一份资料中提到：2018年中国脑病大会的765位专家从阿尔茨海默病的专业认知角度，对阿尔茨海默病养老机构的医养模式提出思考。目前的医养结合模式主要有配套设置、协议合作、独立设置三种。调查问卷显示，43.40%的专家认为养老机构针对阿尔茨海默病患者更适合配套设置医务室、卫生所（室）等或引入周边医疗机构分支机构；33.99%的专家认为更适合协议合作，即养老照护中心与邻近医疗机构签订协议，实现绿色转诊；15.95%的专家认为适合独立设置，即有条件的养老照护中心就近独立设立医疗机构；6.66%的专家选择了其他模式（见表3-6）。

表3-6　针对阿尔茨海默病患者医养模式问卷调查结果

养老机构针对阿尔茨海默病患者的照护过程中更适合哪种医养模式	人数/人	占比
配套设置：养老照护中心配套设置医务室、卫生所(室)等或引入周边医疗机构分支机构	332	43.40%
协议合作：养老照护中心与邻近医疗机构签订协议,实现绿色转诊。	260	33.99%
独立设置：有条件的养老照护中心就近独立设立医疗机构	122	15.95%
其他	51	6.66%
总计	765	100.00

目前能独立设置医疗机构的养老机构还是少数，养老机构主要以配套设置和协议合作医疗机构为主。虽然独立设置更好，但相应护理费用也较为高昂，照护者更希望养老机构能够配套设置医务室、卫生所（室）等或就近引入周边医疗机构分支机构，并在患者医院确诊后，由养老院承担起护理的责任。

3.3　阿尔茨海默病患者安全防护社会支持体系框架

1. 政府主体承担职责

（1）制度规划。政府确定发展目标是其直接职责，也是政府主导的直接体现。政府是唯一具有权力能够从制度规划层面来确定阿尔茨海默病患者安全防护社会支持体系的行为主体。要大力加强相关政策制度建设，制定明确的短期计划及深入的中长期规划，为建立健全的阿尔茨海默病患者安全防护社会支持体系提供一个稳定的政策环境。

（2）统筹服务。政府作为主导方，要统筹家庭、市场的作用空间，并形成协调合作机制。由于阿尔茨海默病患者具有需求多样性、病情差异性、患者层次性及多种变动性，家庭和市场在直接提供服务方面具有比政府更高的效率与效能，政府既要调动各方参与承担职责的积极性，也要避免对社会自治和市场供给的过度干预和挤出效应。

（3）间接调控。政府需要通过间接调控给予其他主体作为服务供给者的可能，使安全防护社会支持体系能够有效运行，即政府需要制定计划方案，挑选计划执行者，以及对结果展开评价。需要政府对不同主体给予资金支持、政策扶持以及监督管理。

2.市场主体承担职责

（1）弥补不足。市场能够形成竞争机制，在一定程度上可以弥补政府服务供给上存在资源供给不足、利用不充分的问题。通过供求、价格、竞争三大机制，市场能够将促进竞争、增加产品和服务、维持合理价格的作用引入阿尔茨海默病安全防护社会支持体系的供给中来，让有限资源尽可能达到最优配置，让作为消费者的阿尔茨海默病患者及其家庭可以根据价格和需要决定自己的选择。对于阿尔茨海默病患者及其家庭而言，也意味着他们能够获得高效率及高品质的服务产品。

（2）弥补差异。政府供给无法满足所有人的需求，市场作用的有效发挥有赖于阿尔茨海默病患者及其家庭的多样性需求，包括对服务质量和服务内容需求的差异等。市场的供给与竞争机制使市场作为行为主体可以实现高效率、大规模、低成本、多元化的产品及服务，从而满足多层次和多样化的阿尔茨海默病患者及其家庭的需要。市场的补差职责主要体现在满足消费者不同层次的需要，赋予消费者自由选择权。

阿尔茨海默病患者安全防护社会支持体系框架不是唯一的，根据不同维度，只要具备科学性、可操作性，又兼顾阿尔茨海默病老人安全照护特点的各种体系框架就都有其存在的合理性。此处形成的政府、家庭、社会市场三方职责的变量指标界定还需进一步深入讨论。基于上述分析形成的阿尔茨海默病患者安全防护社会支持体系框架见图3-4。

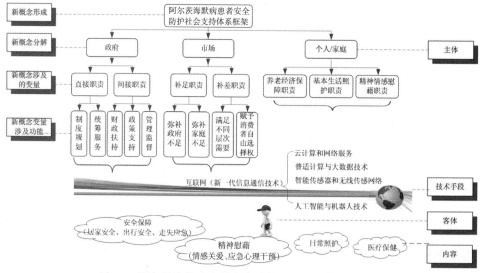

图3-4　阿尔茨海默病患者安全防护社会支持体系框架图

　　阿尔茨海默病老人安全防护社会支持体系可以在一般老龄群体安全防护社会支持体系基础上建立，因阿尔茨海默病老人病情特殊，使它有别于一般老龄群体的安全防护社会支持，其具备的个性化内涵体现在：①"居家日常照护"是基本生活照护和护理服务照护的复合体；②"安全保障"是居家安全、出行安全和走失应急安全保障的复合体；③"精神慰藉"既有情感关爱，也有走失突发事件后的心理健康干预；④"医疗保健"是在一般老龄人员常规医疗保健基础上，侧重行为监测分析，以对病情进行精准早期预测，及早介入治疗。

　　构建阿尔茨海默病患者安全防护社会支持体系，有针对性地解决患者及家庭背负的直接、间接、无形和走失等各种负担，需要国家、家庭、市场三方共同携手承担好各自的职责，只有这样才能在减轻阿尔茨海默病患者及其家庭照护者负担的同时，更好地改善他们的生活质量。

3.4　我国阿尔茨海默病患者安全防护现存主要问题

3.4.1　阿尔茨海默病患者经济负担以无形经济负担为主

　　根据学者和医疗人员的研究结果，我们获悉阿尔茨海默病患者及其照护者不仅承担着高额的直接和间接经济负担，而且还承担着巨大的无形经济负担。北京宣武医院神经内科主任贾建平教授及其团队在中国30个省（区、市）中抽取了81家参研机构，与3046位阿尔茨海默病患者的家庭照护者进行面对面的访谈，形成了《阿尔茨海默症在中国以及世界范围内疾病负担的重新评估》，指出[91]2015年我国阿尔茨海默病所致社会经济负担总额达到1677.4亿美元（折合人民币约11 238亿元），预计到2030年将达到2.54万亿美元（折合人民币约17万亿元）。在阿尔茨海默病的疾病负担中，门诊费、住院费等直接医疗费用仅占总花费的32.51%，剩余67.49%均为非直接医疗费用，这些费用包括就医的交通住宿费、家庭正规护理费及照护者的精神痛苦和意外受伤等。考虑到无形经济负担难以测算，实际非直接和无形经济负担占比会更高。谢其鑫等在一项针对北京阿尔茨海默病重点专科三甲医院的调研中测算了阿尔茨海默病给家庭带来的总疾病经济负担，包括直接、间接、无形三方面经济负担。根据测算结果，被调查阿尔茨海默病患者2018年总疾病经济负担均值为214 969.82元，其中：直接经济负担均值为50 459.78元，占总疾病经济负担的23.47%；间接经济负担均值为41 380.29元，占总疾病经济负担的19.25%；无形经济负担为123 129.75元，占总疾病经济负担的57.28%。

阿尔茨海默病照护者无形经济负担可分为自然属性负担和社会属性负担两类。自然属性负担包含生理负担、心理负担，社会属性负担包含社会参与负担、人际关系负担、社会交往负担。通常大多数照护者是患者的伴侣或子女。随着病情的发展，患者在穿衣、吃饭、活动、购买杂物、如厕、洗漱和洗澡等日常起居方面都离不开他人帮助，病情特点使患者容易出现夜间徘徊、制造声响和干扰行为，导致照护者中普遍存在疲惫及睡眠障碍等生理问题；患者易出现的激动、易怒、敌意、暴力攻击、妄想和幻觉、走失等精神行为问题也使照护者容易产生孤独无助、内疚自责、焦虑烦恼等不良心理情绪。这都将导致家庭照护者在工作和社会交往中变得非常紧张和被动，心理承受能力、抗压能力和适应能力减弱，无形经济负担越来越严重。

我国社会将照顾老年患者视为家庭责任，不仅从道德层面强化了这种意识，而且从国家法律层面也强化了此项扶养赡养义务。随着独生子女政策和社会的快速发展变化，很多家庭出现了"4-2-1"结构，我国阿尔茨海默病患者的家庭照护者既要平衡工作和生活压力，又要照护老年患者，自身身体和心理都面临着极其严峻的挑战。阿尔茨海默病长期照护者无形经济负担能否得到有效解决，对我国劳动力人口的保护、家庭职能的调整等都有着至关重要的作用。

3.4.2 阿尔茨海默病患者走失引发的负担难以估算

据"今日头条寻人资讯平台"对25 012名走失者进行回访分析发现，阿尔茨海默病所导致的走失位列人群走失原因第三，占比14.81%；阿尔茨海默病是60岁及以上老年人群最主要的走失原因，占比高达29.65%。阿尔茨海默病患者走失给家属及亲友带来了不可估量的间接经济负担。从564名走失寻回老人的统计结果中可以看到，通过家属及亲友自己找到的为101人，仅占比为17.91%。患者走失后除家人寻找外还涉及大量其他人力，数据显示"通过好心人帮助找到145人，占比25.71%；通过警方找到136人，占比24.11%；通过头条寻人找到83人，占比14.72%；通过救助站找到57人，占比10.11%；自行回家26人，占比44.61%；通过专业志愿者找到16人，占比2.84%"。由于患者走失，家属可能报警、向救助站寻求帮助等，造成劳动力损失的间接经济负担，并且家属通过各种渠道发布寻人消息所涉及的开销均难以纳入测算范围，因此对于阿尔茨海默病患者走失所造成的间接经济负担仍有可能被大大低估，阿尔茨海默病患者走失给全社会带来的间接经济负担应远远高于目前的预测值。

　　此外，阿尔茨海默病患者走失还会给家庭带来沉重的精神负担，精神负担所引起的无形经济负担更是难以估量。798名走失老人当中共计有113人死亡，据今日头条寻人回访时的不完全统计，死亡老人的最主要走失原因是阿尔茨海默病。随着我国老龄化程度逐渐加深，阿尔茨海默病患者群体日益庞大，患者走失对家庭产生经济、精神、心理负效应的同时，也会给社会带来严重的外部负效应。目前我国针对阿尔茨海默病患者走失主要还是依靠患者家属对患者进行24小时不间断陪护来预防走失的发生，"黄手环"公益活动对预防患者走失收效甚微。阿尔茨海默病患者走失行为发生后除了发动亲属寻找、张贴寻人启事等手段，今日头条等平台的网络寻人手段已显成效。如何有效利用当前发达的互联网寻人技术建立有效走失寻回机制，尽可能降低患者家属的寻人成本和社会付出其他劳动力的损失，避免由于走失可能造成的不利结局是老龄社会必须考虑解决的问题，这也需要国家层面出台相关政策予以支持，出台法律法规予以保障。

3.4.3　缺乏针对阿尔茨海默病患者的专项机构建设投入

　　虽然我国在2017年已成为全球阿尔茨海默病患者人数最多的国家，但目前仍缺乏足够的专项医疗资源和基础设施来照护阿尔茨海默病患者，提供专业失智症护理的疗养院非常少见[92]，业界提到的北京市普亲清河老年养护中心实际上的收住对象是失能、失智及高龄弱自理的老人，并非针对阿尔茨海默病患者的专项机构。

　　法国第一座专为阿尔茨海默病患者设计的生活村于2020年春天开始营运，预计可容纳120人入住。这座"阿尔茨海默村"位于法国西南部，占地5公顷，完全以阿尔茨海默病患者的日常需要为设计根本，没有穿白衣的医护人员，患者可自由行动，目的是让他们在这里如同在家里一样生活。另据网络公开信息，荷兰自2005年以来连年被国际权威评估机构誉为世界上养老护理事业发展最好的国家。荷兰政府按照不同年龄段及不同疾病阶段的老人对生活支持和护理服务需求的不同，提供康复中心、老年公寓、传统养老院（失能）、失智老人养老院、失智老人日托中心、护理宾馆、居家护理服务、高端养老院（公馆）等几种不同形式的老人护理机构。这些形式有的是单一形式，有的是组合形式，以养老护理综合体的形式出现。其中荷兰阿姆斯特丹郊外一个名叫"Hogeway"的阿尔茨海默病村的相关报道已在国内各网站引起相关人士的关注，希望能为我国阿尔茨海默病患者专业养老护理机构的建设提供借鉴经验。

3.4.4　阿尔茨海默病患者养老扶助的专项政策缺失

我国目前有关养老的政策体系中缺乏直接与阿尔茨海默病相关的政策和法规，只有部分涉及失智人员的陈述，更缺乏有效解决阿尔茨海默病经济负担和安全防护的指导性意见。与养老政策相关的中央级发文中，民政部、财政部、国家发改委、国家金融监督管理总局、全国老龄工作委员会、人力资源和社会保障部等各部门出台的文件规划，大部分也主要针对的都是失能和半失能老人，很少有文件提到失智老人。

即使现有的养老政策也存在政策分布结构不合理、前瞻性和延续性不足、宏观调控和微观操作脱节、规范标准和评估监管机制缺乏、养老信息和养老科技体现缺失等问题。

1. 养老政策分布结构不合理

习近平强调，要"构建居家为基础、社区为依托、机构为补充、医养相结合的养老服务体系"，但近期的养老政策集中于产业类养老领域，在未来相当长一段时期内，我国失智老年人还将以家庭养老为主。养老服务机构不可能根本性地解决中国的失智养老问题，养老是一项事业而不仅仅是一项产业，产业化发展仅限于拥有利润的产业类养老领域，而覆盖面更广的福利类养老和更迫切需要资源支持的保障类养老领域政策的缺失，不仅造成这两种养老层次上的养老服务质量和社会认可度不足，更缩小了国家养老政策受益人群的范围。

2. 养老政策的前瞻性、延续性不足

政府相关部门的决策具有滞后性。目前我国人口老龄化已经成为重要的民生问题，近20年内剧增的60岁老人大多是独生子女父母，他们是我国计划生育政策下产生的特殊群体，是潜在的空巢老人。独生子女们既要抚养下一代，还要赡养夫妻双方父母。这种"未富先老"和"幼稚社保"已成为养老的制约因素，社保制度将面临空前压力，需要国家在制定政策时考虑到这种尴尬养老问题。当前政府作为公共政策的制定者，应该充分把握老龄社会质变为深度老龄社会的变化规律，在可预测的质变到来之前，未雨绸缪，有预见性地出台有远见的政策。许多发达国家是先于中国进入老龄化社会的，其相关的公共政策已日趋成熟，我们可以结合我国实际加以借鉴并尽快推出相关政策、法令。

3. 国家政策宏观调控与地方微观操作脱节

一方面，保障类养老"旨在消除老年贫困"是一种兜底性政策，主要形式即最低生活保障金制度更依赖地方财政，中央政府只能以整体目标规划的形式进行引导。另一方面，国家政策是纲领性指导意见，不同时期不同地区的具体情况不同，各地区应在国家政策指导下根据实际情况制定本地区的具有可操作性的制度规定。例如我国东部和中西部大中城市及城市和村镇就不能统一标准和要求。当前出生于村镇的子女大多远离故乡到较大城市求职和谋生，未来我国将会出现为数不少的老人跟随子女到异地生活异地养老的情形，国家和地方政府需要应对未来新问题推出城镇适应性政策。

4. 政策手段方面缺乏规范标准和评估监管机制

与养老政策相关的现有中央级文件规划中，多偏向于原则性规划，缺乏具体的实施机制。指导性意见和政策确实能对我国老龄化进展有一定指导作用，但各级政府、各类机构仍需政府下达用于开展工作的明确指导意见，避免由于缺乏明确的操作细则，在地方形成"模糊政策"效应，导致政策被选择性执行。此外，目前的政策意见缺失评估、监管、奖惩机制，对于既定的指导性意见的开展和实施程度缺失明确的量化评估监管机制。只有民政部的文件强调了"国家标准、行业标准和规范"，其他各级政策均没有提及，这主要是由于中国国家标准化管理委员会于2017年出台的国家标准、行业标准和规范存在一定的滞后性。只有明确了评估、监管、奖惩机制，文件规定的量化得到重视，才有利于政策执行，才能将利国利民的政策真正惠及阿尔茨海默病患者及其照护者。

5. 体现互联网发展趋势的养老政策缺失

2017年2月国务院印发的《"十三五"国家老龄事业发展和养老体系建设规划》中提到要实施"互联网+"养老工程目标，具体体现在支持社区、养老服务机构、社会组织和企业利用物联网、移动互联网和云计算、大数据等信息技术，开发应用智能终端和居家社区养老服务智慧平台、信息系统、App应用、微信公众号等，重点拓展远程提醒和控制、自动报警和处治、动态监测和记录等功能，规范数据接口，建设虚拟养老院。目前，虽然涉及养老服务的政策有很多，但养老信息科技内容体现缺失，不符合"互联网+"和物联网时代的发展趋势，政府应重视"互联网+"养老服务标准的制度建设，主要包括服务标准、基础信息数据标准、服务信息平台和相关智能养老产品的技术标准以及各养老服务提供商和政府有关部门的数据接口标准等方面的制度建设。此外还要对各提供养老服务和智能养老产品的企业制定标准，使企业及相关人员在工作中有标准可依；在加大对老年人使用智能养老产品的补贴力度的同时，加大对提供智慧养老服务企业的政策和资金支持力度。

3.4.5　阿尔茨海默病患者养老体系的相关法律不健全

老龄社会要保障包括阿尔茨海默病患者在内的广大老年群体的权益，前提是要有法可依。我国围绕老龄群体构建的养老体系存在相关法律法规系统性缺失的根本问题。尽管我国出台了针对老年人的相关法律法规，如《中华人民共和国老年人权益保障法》，但比较宽泛和笼统，在更能体现老年人利益需求的如老年人保健、护理保险和养老保险等方面却没有详细的规定，养老法律并不健全，更缺乏有关养老机构监管和保障支援阿尔茨海默病患者个人/家庭方面的法律法规。仅就养老机构管理而言，我国还没有相关养老政策通过立法程序转化为法律，各中央部委和各级地方政府因法律缺失，只好自行制定政策，而这些政策性质上没有法律的强制执行力，名称不能冠以"法案"，只能冠以"通知""批复""办法""公告""意见"等比较模糊的词语。这也使这些政策在执行时存在模糊地带，表现为义务和责任不均衡，执行人员没有执法权，且存在推诿的空间等。此外，近几年国家相继出台的发展社区服务业和扶持民营养老机构的政策在具体落实时，相关职能部门却没有与之配套的实施细则，甚至财政政策只惠及公立养老机构的建设与发展，对养老产业发展的鼓励支持力度不足、监管机制不健全。行业标准和市场规范尚未建立，严格的养老服务行业进入许可缺乏资质认证标准，审批管理制度存在缺陷，这都将影响养老产业的健康可持续发展。

3.4.6　尚未开发形成有效的安全防护社会支持体系

从养老服务体系来看，我国尚未开发形成一个有效的阿尔茨海默病患者安全防护社会支持体系。基于前文叙述的阿尔茨海默病患者安全防护社会支持体系框架，政府应充分发挥主导作用，发挥其直接职责和间接职责；家庭在承担一定的养老经济保障职责和基本生活照护职责之外，更重要的是要发挥家庭对于患者的精神情感慰藉职责；同时让市场充分发挥补足职责和补差职责。阿尔茨海默病患者的安全防护支持工作的重点应放在疾病早期预测发现、延缓疾病进展、控制患者症状、维持患者功能状态、改善患者生活质量、减少不良事件发生、减轻照护者压力等方面上。照护阿尔茨海默病患者应被视为国家社会福利的一部分，对阿尔茨海默病患者的服务应由各级政府资助和监管，并且将家庭照护者视为照护劳动力的一部分，有权获得国家和社会的支持（享有阿尔茨海默病教育计划、暂托照护服务、喘息优化服务、照护者津贴等）。

3.4.7 照护阿尔茨海默病患者的专业人员不足

目前阿尔茨海默病患者养老服务队伍呈现非专业、非职业和非标准等特点。从业者大多来自城镇下岗失业人员和农村剩余劳动力，文化程度不高，年龄偏大，有些没有经过专业训练，更没有获得资格证、上岗证等，从而导致他们提供的服务既不专业也不科学，损害了阿尔茨海默病患者的利益。从专业技术角度来看，需培养能服务于阿尔茨海默病患者的医疗技术人员，同时将其部署在医疗机构以外的综合社区护理机构中，并通过加强初级保健社区环境建设对社区卫生医疗机构工作人员和非专业家庭照护者提供阿尔茨海默病预防和健康护理的专业培训。通过与医疗机构专业队伍和社区卫生医疗机构专业服务人员合作，做到及时筛查、及早发现和正确治疗老年人的阿尔茨海默病，使失智老年人能享有更加有效和健康的生活。

患有严重和持续性阿尔茨海默病的患者个人及照护者都需要专业的心理健康护理，因此要将心理健康培训项目也纳入社区卫生保健专业培训中来。通过上述方式让医疗机构专业技术人员、社区卫生医疗机构专业服务人员和病患家属共同参与到维护自身健康的服务中去：一方面可以让患者享受更好的家庭照护；另一方面又不会将所有照护重担全部压在家庭照护者身上，由社区卫生服务中心进行有效分担，在需要时也能及时获得医院和社会养老机构的有效支持。

3.4.8 全社会对阿尔茨海默病的关注和认识不足

（1）宣传不足。在完善阿尔茨海默病安全防护社会支持体系框架中多元主体承担职责和服务的同时，还应加大向全社会呼吁对阿尔茨海默病患者的关爱，打击侮辱/侵犯阿尔茨海默病患者的行为。对阿尔茨海默病患者的侵犯不仅会加剧全社会对阿尔茨海默病患者的无知和偏见，还会加剧社会孤立，并对照护者造成严重伤害。

（2）尊重不足。实际上对阿尔茨海默病患者的侵犯不仅仅是一种不良现象，更是许多基本健康资源不能平等享有的根源，会对患者及照护者的生活质量和预期寿命造成不利影响。在个人层面上，这种对患者的侵犯会阻碍照护者与患者寻求治疗；而在全国范围内，它可能会导致阿尔茨海默病相关研究资金投入的逐渐匮乏。

（3）情感支持不足。侮辱与侵犯阿尔茨海默病患者除对患者个人造成直接影响外，其对阿尔茨海默病患者直系亲属造成的影响也不可被忽视。面对家庭和大社会的排斥，阿尔茨海默病患者经常被剥夺公民权，被排除在自然社会网络之外。他们可能缺乏控制精神行为症状所需要的情感和物质支持，并被剥夺了从归属感和亲属关系中可能受益延缓疾病发展的机会。这会进一步加剧阿尔茨海默病的病情发展，也会对他们的照护者产生不利影响。

（4）法律法规公正性关注不足。如果阿尔茨海默病患者周围的侮辱与侵犯产生了地方性歧视，进而使这些歧视偏见逐渐演变为社会规范，会进一步导致社会和法律的不公正。国家有必要在一定程度上解决影响阿尔茨海默病患者名声的问题，维护阿尔茨海默病患者的自主、尊严和自决权，保护患者及亲属应获得的利益，这将有力确保我国实现居民身体和心理全面健康发展的目标。

3.5 本章综述

阿尔茨海默病使患者无法享受正常的老年生活，给家庭和社会都带来沉重的疾病经济负担。患者的症状表现可能会引发社会不良事件及走失风险，因而具有非常大的外部负效应。大多数阿尔茨海默病患者为老年人，政府对养老服务这一公共事务应责无旁贷地承担起主体职责，政府发挥其职能作用可以有效降低家庭的直接和间接经济负担，使其能更好地发挥以家庭关爱为核心的精神慰藉和情感支撑作用。在阿尔茨海默病患者的长期照护和养老服务中，政府在一定程度上引入市场机构能给予阿尔茨海默病患者更多元化的服务选择。国家、家庭、市场，三者应当相互配合，各自发挥优势作用，从而逐步减轻阿尔茨海默病患者家庭的直接经济负担、间接经济负担、无形经济负担和走失负担。全社会对阿尔茨海默病的正确认识有助于形成较为完善的疾病管理模式，对疾病照护和管控的各承担主体职责的清晰界定，有助于构建多元承担主体职责的阿尔茨海默病患者安全防护社会支持体系。

我国"十三五"国家老龄事业发展和养老体系建设规划中提到了实施"互联网+"养老工程这一目标，具体体现在支持社区、养老服务机构、社会组织和企业利用物联网、移动互联网和云计算、大数据等信息技术，开发应用智能终端和居家社区养老服务智慧平台、信息系统、App应用、微信公众号等，重点拓展远程提醒和控制、自动报警和处治、动态监测和记录等功能，规范数据接口，建设虚拟养老院。按照国家智慧养老的这一规划，搭乘"互联网+"时代的信息快车，充分利用和开发新一代信息和通信技术作为安全防护社会支持体系的新兴手段，解决我国阿尔茨海默病患者安全防护现存主要问题，构建包括阿尔茨海默病患者在内的老龄群体安全防护支持体系，为推动医疗健康管理、居家养老、安全保障等智慧健康养老服务在全社会的普及，提升我国智慧健康养老服务质量。

第四章

服务于阿尔茨海默病患者的信息技术支持研究

在阿尔茨海默病患者安全防护社会支持体系的框架形成后，阿尔茨海默病老人应该如何定位？享受哪些服务？这些服务如何落实？这些问题都需要我们深入探讨安全防护社会支持体系的手段和内容，并形成切实可行的服务包。这里我们选择技术手段的视角，研究分析以新一代信息通信技术作为安全防护社会支持体系的主要支持手段对阿尔茨海默病患者实施生活照护、医疗保健、安全保障、精神慰藉等服务。阿尔茨海默病患者通常也是老龄群体，因此信息技术在为老龄人口服务的同时也惠及阿尔茨海默病患者，遇到有针对性的地方，我们会特别提及，故以下以老龄人口这个大群体为服务对象谈谈信息技术对安全防护的支持。

我国养老服务（特别是阿尔茨海默病患者养老服务）还存在许多痛点问题，涉及服务供需，服务质量，专业化服务，信息整合与传递，管理层面的规范性、法治性和统筹性等。使用信息技术解决阿尔茨海默病患者养老服务中存在的问题，正是站在"互联网+"阿尔茨海默病患者养老风口上的顺势而为（见图4-1）。

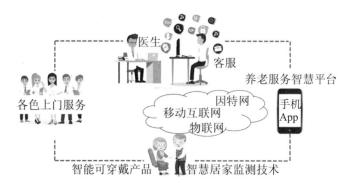

图4-1　站在"互联网+"阿尔茨海默病患者养老风口上的顺势而为

4.1 信息技术与养老照护服务的关系

据《老龄蓝皮书：中国城乡老年人生活状况调查报告（2018）》的调查结果显示，随着空巢、高龄、失能、失智老年人数量增加，对照料和护理服务的需求日益凸显，已成为城乡老年人消费的重要项目。2015年，38.1%的老年人需要上门看病服务，12.1%的老年人需要上门做家务服务，11.3%的老年人需要康复护理服务，10.6%的老年人需要心理咨询或聊天解闷服务，10.3%的老年人需要健康教育服务。有调查数据显示，中国65岁及以上年龄丧偶老年人独居比例已达41.7%[93]。因此从经济和社会角度来看，解决包括阿尔茨海默病患者在内的老龄群体的照顾和援助需求问题已经迫在眉睫。

到目前为止，针对老龄人口的环境辅助生活和安全防护服务依然是由各种各样离散的技术系统分别提供，这些服务和系统只有集成到以老龄用户为中心的服务主系统中，才能集当前科学技术成就之合力，发挥出最大效应。随着人工智能、大数据、智慧医疗等的快速发展，催生了以互联网为中心，融合医疗健康技术的新知识、新业态、新组织。面对"医养结合""智慧养老""虚拟养老院"等养老创新服务，新一代信息技术已成为推动我国养老事业发展的新动力。

1. 有利于构建养老、医疗、康复于一体的养老服务体系

（1）针对行业管理部门，基于"互联网+医疗健康"的养老云平台与大数据应用技术，提供行业管理信息化平台，通过大数据的精准分析，为老年人提供更加安全、便捷、健康、舒适的产品和服务。在不局限于时间、地点、场景的前提下，满足老年人需求，从根本上加强他们的自理能力、改善生活质量、全面提升老年人在物质及精神层面的满足感。

（2）针对家庭照护者和各级政府，基于物联网及智能辅助的医疗终端设备，如智能照护设备、智能可穿戴设备，通过线上交互等，实现居家养老远程监控管理。智能化的居家养老服务不仅可让子女随时了解父母的健康状况，充分满足其对老人的呵护与管理，还能以数据报告方式，让各级政府直观了解辖区内老年人的整体状况。

（3）针对专业医疗机构，基于医疗领域的人工智能，通过人工智能平台对老人各项生理数据进行日常采集、记录，不仅可为专业医疗机构提供诊断参考，还能进行有效的健康管理，做好慢病管理，从而帮助老人预防疾病突发。同时，通过搭建健康医疗服务平台，将药店、医院、医生进行有机组合，提供医护服务（如老人生病可通过内置服务联系医生，根据医生开具的药方找到药店，直接线上购买药品）。

2. 有利于促进养老服务事业向高质量发展

（1）促进家庭医生提高对老年人的基础医疗服务质量。通过搭建"智慧医养"服务平台，整合区域内的养老服务与医疗资源，增强养老与医疗机构间的协作，让信息交流和资源利用效率最大化。"医养结合"服务模式可根据老年人的自理能力分级提供相应医疗服务，更合理地配置服务资源，满足老年人医疗需求的同时降低养老服务成本。

（2）提升分级诊疗门诊量分流转化率。针对居家和社区老年人群提供家庭医生签约服务，可自主选择不同级别医院联动，合理配置区域医疗资源，将服务覆盖到就医、住院、用药等多方面；基层医生可追踪上级医院处方，解决排队拿药等问题；机构间互相调阅共享患者信息，减少不必要的医疗负担。针对基层医疗机构，在下沉优质医疗资源，提供专家门诊及逐级转诊绿色通道，增强基层医疗卫生机构吸引力的同时，为老年人提供便捷的连续性服务及可靠的深度医疗保障。

（3）落实移动护理到人。以居家、社区为主，养老机构为辅，推出多种护理模式，包括专业指导、服务到户、日间照料、机构养老等多种形式的组合服务。通过护士的远程指导，配合多种智能监测设备的使用，由非专业人员提供标准化和高质量的服务，以落实移动护理到人。

（4）落实慢病用药配送到家。连通各级医疗机构间的信息管理系统，共享患者信息、处方、医疗保险支付及医药资源管理等，并搭建完善的物流配送体系。已确诊、需长期用药的慢病患者可与就近社区卫生服务中心签约申请配送，由第三方机构提供药品配送服务。

3. 有利于促进养老卫生健康水平迈向新台阶

通过"互联网+医疗健康"提供养老服务产品供给，有效释放医疗资源。可以使用网络咨询及诊断形式，通过远程方式向专家和医生做健康状况咨询，减少去医院就医难、出行不便、诊疗费用昂贵的问题。

通过建设"互联网+医疗健康"医生帮扶专业平台，提升基层医疗机构执业医生的业务水平，实现一对一医生结对及有效帮扶，在线完成病例分析专业辅导，由医疗水平发达地区机构的医生通过线上课程为基层医生培训。

通过建设"互联网+医疗健康"养老安全保障体系，提升医疗卫生健康管理水平。保障老年人医疗健康数据的安全性，规范医院信息管理系统对接各类信息服务平台的安全技术保障标准。通过互联网方式对老年人的身体健康状况进行全方位关注、关照及帮扶，形成社区、子女、家庭医生及分级诊疗系统等多位一体的养老保障。

总之，借助"互联网+"的行动计划，建立医养结合绿色通道，构建以老年人健康发展为中心的养老融合服务，让"网络赋能"重构老年人生活，创新养老服务。

4.2　环境辅助生活相关技术和网络服务

4.2.1　云计算和网络服务

云计算（网格计算）是一种对IT资源的使用模式，是对共享的可配置的计算资源（如网络、服务器、存储、应用和服务）提供无所不在的、便捷的、随需的网络访问。它可以在很短的时间内（几秒钟）完成对数以万计的数据的处理，从而实现强大的网络服务。云计算的核心是将通过物联网和互联网连接和利用的各种硬件及软件资源协调在一起，使用户通过网络获取到无限的、不受时间和空间限制的资源。云计算的显著优势是使用灵活开发的服务来提供低成本的结果。云计算的核心技术是自动化，它可以使用户在无须服务提供者介入的情况下，能够以自行服务的方式实现对资源使用的请求，无论他们身在何处或使用什么设备（如移动设备）。

1. 云计算的规模化效应降低居家养老成本

面对我国居家养老信息及数据呈爆炸式增长的现状，利用云计算以较低成本处理海量数据这一优势，可以降低居家养老的成本，其规模化效应为政府及社会节省了开支，解决资金投入不足的问题。居家养老所面对的一个主要问题是"资源的共享"以及"信息的整合"，这正是云计算的核心所在。因此将云计算应用到居家养老模式中，可将居家老人及与老人相关的一切要素都整合起来，构成一个大的物联网。在实施过程中，将居家老人的资料全部收录到云系统中，利用云计算将信息进行分类汇总和有效整合，并应用到不同的云终端进行实时监控，处理老人们复杂的海量的服务需求，最大程度方便老人及其家庭准确获取信息，达到真正意义上的双赢。

2. 云计算实现居家养老资源配置的智能化

云计算智能化的资源调配，可以构建完整的自动化的居家养老模式，这势必会降低对服务人员的需求量，节省人力。同时，云计算的使用，并不要求使用者对其充分了解或是IT精英，任何人都可以运用，它的广泛易用性大大降低了专业人员的需求量，可以用来解决居家养老模式中专业服务人员不足的问题。我们可以向大的云计算运营商租用相关资源和设施，灵活响应居家老人的需求。这样，当需求增加时可以加大租用量来节省时间和降低大量的基础设施投入成本；反之，当居家养老需求下降时，则可以减少租用，不用担心投资建设的设施闲置问题的发生。云计算的弹性伸缩和自动部署特点为居家养老提供了弹性化服务，在降低成本的同时，规避了资源闲置和浪费现象的发生。

3. 云计算提供一体化的居家养老服务

通过云计算在居家养老模型中的运用，将老人和与他们相关联的各要素整合在一起，建立一体化的服务模式。一体化服务模式低成本、高效率的特点，能够更加充分利用政府及社会各界福利体系所投入的资源，更好地满足老人需求。此服务模式强化了信息整合、资源共享的优势，能够使服务趋于规范化、透明化，老年人易于接受和参与其中，更有利于提高老年人的参与程度及居家养老的社会化程度。如健康管理与医养结合养老云服务平台的顶层设计思想是采用远程医疗视频云和物联网技术，通过研究老年人健康管理档案，利用4G、5G、Wi-Fi等网络技术，结合个人健康管理的智能数据采集终端和智能家居看护机器人，构建基于视频数据、电子健康档案的养老数据云服务平台，力求为老年人提供优质个人健康数据管理、慢病管理服务、健康咨询、紧急救助及其他生活服务，使老年人以较低成本获得优质的专业养老和医疗服务，实现"健康管理、健康医疗，医养结合"的健康与养老医疗服务新理念。

4.2.2 智能传感器和无线传感网

无线传感器网络被认为是环境智能的技术基础之一。灵敏、低成本、超低功耗的传感器网络可以从周围环境中搜集大量重要信息。传感器网络由大量传感器节点组成，这些传感器节点部署在要监测对象的内部或非常接近该对象的位置。传感器节点协同工作，将有关现象的时间序列数据传输到执行计算和数据融合的中心节点或使用自身处理能力在本地执行简单的计算后仅传输所需的部分处理数据。

当前传感器网络在环境智能中的应用范围已经扩展到医疗保健领域，有很多研究致力于创建智能健康监测系统[94]。有很多用于人体生理数据监测的传感器，例如生物医学纳米传感器、压电传感器、力和运动传感器以及用于人类运动检测的光学/视觉传感器。生物传感器可以记录心电图、肌电图，测量体温和血压，记录皮肤电活动以及其他医疗保健参数。这里给出一个传感器示例，Vande Ven[95]创建了一种医疗记录设备，其通过系上安装有传感器的皮质带子来收集数据，然后将数据发送到移动设备。如果是对人类行为和状态识别类数据的识别，系统可使用嵌入了无线传感器的便携式可穿戴设备。此处的人类行为和情况包括运动、日常生活方式、心理活动和体育活动、近身危险环境、社交活动（会亲访友）的心理互动和沟通[96]。

由于在无线通信领域出现了微机电系统（micro-electro mechanical systems，MEMS），最新的MEMS传感器已经具有体积小、重量轻、成本低、功耗低、可靠性高、适于批量化生产、易于集成和实现智能化的特点，能够在确定距离内实现最小功率和最小成本的无线通信。得益于MEMS、片上系统（system on chip，SoC）、无线通信和低功耗嵌入式技术的飞速发展，大型无线传感器网络（wireless sensor networks，WSN）得以创建成功。WSN可以记录位置、温度和湿度等参数，还可以使用响应记录数据的执行器。通过对这些网络进行微管理，可激活和监督网络执行器并收集数据，从而大大提高WSN的功能，使它们可以在家庭医疗保健、家庭自动化中广泛应用。如在医疗保健应用中，WSN可以用于人体生理数据的远程监控，传感器网络收集的生理数据可以存储很长时间，并在需要时用于医学检查。此外，安装的传感器还可以监视和检测对象的行为。在家庭自动化中，智能传感器节点和执行器可以集成到家用电器中，例如真空吸尘器、微波炉和冰箱。设备内部的这些传感器节点可以通过互联网或卫星相互通信，也可以与外部网络通信。它们使最终用户可以更轻松地在本地和远程控制家庭设备，并且可以用作家庭灾难的警报。

如今，无线传感器可以通过WSN整合到非结构化环境中。传感器提供先进的自配置功能、更小的尺寸和更少的能耗。随着WSN和互联网的开发应用，此类技术已能够应用到日常生活中。未来的趋势是将WSN应用于机器人，用户对WSN的依赖性也会导致用户隐私等相关问题的出现。

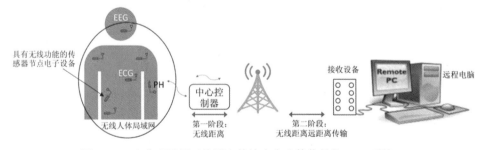

图4-2　一个典型的用于检测和传输来自人体信号的WSN系统

图4-2所示为以无线人体局域网（WBAN）为目标的医疗传感器网络的未来应用。典型的WBAN由许多微型、轻便、低功耗的传感设备、管理电子设备和无线收发器组成。WBAN在医疗领域中的应用由可穿戴和可植入传感器节点组成，这些传感器节点可感测来自人体的生物信息，并在短距离内将其无线传输到戴在身上或放置在可及位置的控制设备。

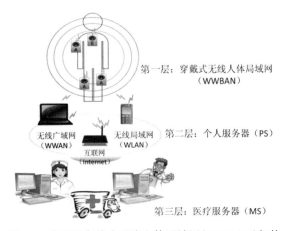

第一层：穿戴式无线人体局域网
（WWBAN）

第二层：个人服务器（PS）

无线广域网
（WWAN）

无线局域网
（WLAN）

互联网
（Internet）

第三层：医疗服务器（MS）

图4-3　典型的穿戴式无线人体局域网（WWBAN）架构

图4-3所示为典型的穿戴式无线人体局域网（WWBAN）架构图，该体系结构如下。

第一层：涵盖了集成到穿戴式无线人体局域网（WWBAN）中的医疗传感器的无线节点。每个传感器节点感测、采样并处理一个或多个生理信号。例如，心电图传感器可用于监测心脏活动，电生理图传感器可监测肌肉活动，脑电图传感器可监测脑电活动，血压传感器可监测血压，倾斜传感器可监测躯干位置，呼吸传感器用于监测呼吸，运动传感器用于区分用户的状态并评估其活动水平。

第二层：包括运行在个人数字助理、手机或家用个人计算机上的个人服务器应用程序。个人服务器负责许多目标，为无线医疗传感器、用户和医疗服务器提供接口。穿戴式无线人体局域网（WWBAN）的接口包括网络配置和管理功能。网络配置包括以下目标：传感器节点注册（传感器的类型和数量），初始化（指定采样频率和操作模式），定制（运行用户特定的校准或用户特定的信号处理过程）上传，并与安全设置进行通信。一旦配置了WWBAN网络，个人服务器应用程序便会管理网络，并负责信道共享、时间同步、检索和处理数据及数据融合。基于来自不同医疗传感器的信息的协同作用，个人服务器应用程序必须确定用户的状态及其健康状况，并通过友好且直观的图形或音频用户界面提供反馈。最后，如果有用于医疗服务器的通信通道，则个人服务器将建立与医疗服务器的安全连接，并发送可以集成到用户医疗记录中的报告。但是，如果个人服务器和医疗服务器之间的连接不可用，则个人服务器必须能够在本地存储数据并在连接可用时启动数据上传。

第三层：包括通过互联网访问医疗服务。除医疗服务器外，最后一层还可以包括其他服务器，例如非正式护理人员、医疗保健的商业提供商，甚至是紧急情况服务器。医疗服务器通常运行一种服务，该服务为用户建立个人服务器的通信通道，从用户那里收集报告，并将数据集成到用户的医疗记录中。如果报告指示异常状态，服务人员可以提出建议，甚至提出警告问题。

4.2.3　人工智能与机器人技术

"人工智能+健康养老"是基于物联网、大数据、智能化设备等前沿技术的融合创新，其为老年人提供全天候、多层次、高效便捷的线上线下健康养老服务，最大程度满足老年人的物质需求与精神需求，构建一个没有围墙的"超级养老院"。人工智能技术至少可在以下几方面助力居家养老：一是以大数据推进智慧健康。如可以把老人的血压等数据传到"云"上，同时将其以往病历放到"云"上，医生可通过网络为老人们提供健康建议。二是生产"智能看护"等服务机器人，可辅助老人做一些简单家务，观察老人有无异常情况，并配有提醒功能，以更细致的创意服务来改善老人的生活质量。

据2019年8月29日的《新民晚报》报道：上海陆家嘴长者综合照护家园即第二届世界人工智能大会的应用场景之一是我国首款带柔性机械臂的养老服务机器人，它用人工智能（AI）为亲情赋能，为养老提供智能辅助服务。它拥有智能语音识别、灵活的旋转升降结构、V-Slam立体导航避障、持久续航、灵活的机械臂，可以在居家服务中执行家属和老年人的指令，实现陪护老人、智能下棋、娱乐、远程情感交流和家庭安全监控等功能。在照护家园一角，一张看似普通的床位铺设了智能床垫，"聪明的床垫"在老人离床后，可以实时提醒照护人员，还能及时检测老人的呼吸、心率等，实时进行数据比对。一旦发现有异常情况，马上发出警报，把"险情"发送给另一端的照护者和家属。

据2019年8月19日的搜狐新闻报道：位于北京房山区养老服务指导中心的智慧养老样板工程，主要是面向独居、空巢老人而设定的，其通过智能设备配置可以实现对老人在居家场景中活动风险的预警、睡眠期间生命体征的监测和情感方面的陪护。如通过布设智能门锁、红外感应、烟雾监测器、燃气监测器、一键报警设备等来实现老人安全出行、室内紧急情况主动预警、服务人员及时上门服务的联动和贴心关爱。社区智能化场景则是对房山养老服务指导中心现有日间照护进行智能化改造和布置，基于腾讯优图AI人脸识别技术及DI-X深度学习技术，通过人脸识别设备加强老人与日照机构的实时交互，形成老人活动数据，用于日照机构进行整理分析，并可通过微信加强老人家属与日照机构的信息交互，达到与智能物联设备实时通信，及时接收老人居家状态下的异常预警信息（见图4-4）。

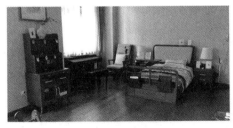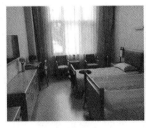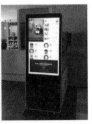

图4-4　北京房山区养老服务指导中心的智慧养老样板工程图

深眸科技研发了第一代家庭生活看护AI机器人产品——若菲尔机器人。若菲尔机器人通过双向语音通话、人体行为识别算法、深度学习算法、海量数据处理等，为老人提供日常看护、摔倒报警、异常行为报警等，预防与解决独居老人、孤寡老人在日常生活中的潜在危险，并为老人与子女提供情感交流和陪护。

4.2.4　普适计算与大数据技术

普适计算和医疗信息学的兴起使大规模收集、共享、汇总和分析前所未有的大数据成为可能。如今，在政府部门、互联网企业、医疗保健部门、养老服务行业、大型集团企业中积累沉淀了海量的数据资源。但海量数据不等于大数据。大数据的核心是数据多元（包括人口、医疗、公安、交通、通信、保险、金融、能源、商贸等方方面面）、多模式（具有来自综合数据源的不同数据采集模式）。只有通过科研攻关建立起异质数据之间的内部逻辑关系，调整不同数据之间的系数关系，形成特有算法，交叉校验，综合分析，才能使大数据起到辅助养老服务的作用。

【示例1】一幢居民楼上午着火了。消防部门如果掌握这栋楼里老年人的居住情况，通过交通、通信、用电量等数据，分析出老年人的日常生活规律，火灾救援就能更高效、更精准。

【示例2】想评估、满足某个社区的养老服务需求，需要把手机芯片卡、交通IC卡、养老消费卡、社保医疗卡等数据，甚至将垃圾、用电量、用水量等几十项数据叠加起来，综合计算，才能实时、精准地对需求加以判断。

【示例3】利用基因组数据、电子健康记录、装有传感器的移动设备及可穿戴装置、手机应用程序、信用卡等多种手段，通过大数据的收集、汇总和预测分析可实现更及时的诊断和医疗预测，克服当前治疗阿尔茨海默病的局限性，重启阿尔茨海默病的防治和护理研究。

【**示例4**】基于大数据的区域智慧养老服务监管。光控融金科技通过对业务数据及实时数据的整理和分析，形成覆盖全房山区的智慧养老大数据监控中心，基于养老大数据监控平台可为房山民政建设养老监管大数据平台和统一呼叫平台，管理统筹辖区养老服务资源，对异常指标进行预警，实时反映日间照护机构运营状态，将帮助日间照护机构管理决策，形成养老服务和老年人大数据库，并与监管平台对接实现政府服务承接、政府补贴申领等。大数据驱动智慧康养发展，能精确定位老人需求，按照数据决策养老服务规划。（见图4-5）

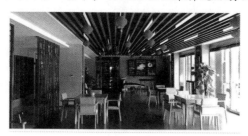

图4-5　房山区的智慧养老大数据监控中心

综上所述，充分利用互联网、物联网、人工智能、大数据、云计算等技术手段创新养老服务模式，进一步推动科技在智慧养老领域的应用。政企联手合作效果的日益彰显，将推动我国智慧养老产业朝着智能化、人性化方向发展。

4.3　疾病需求服务及相关信息技术支持研究

4.3.1　慢性疾病和并发症及技术支持

玛特斯娃（Mutasingwa）的研究[97]提出，大多数老年人患有慢性病，且通常伴有多种并发症，如阿尔茨海默病、心血管疾病（CVD冠心病，中风和其他脑血管疾病）、呼吸系统疾病（气管/支气管/肺癌，下呼吸道感染，慢性阻塞性肺疾病、哮喘、支气管扩张、阻塞性睡眠呼吸暂停综合征、肺动脉高压）、糖尿病等。因此，了解如何有效利用医疗保健，更好地治疗并发症患者可以改善老年患者生活质量，增加老年患者的安全性，减少其患病率和死亡率。

技术解决方案指向是开发可以涵盖多种慢性疾病组合的远程监控程序。远程监控能提供许多有前途的解决方案来改善患者的健康状况。通过智能传感器网络和信号处理技术，以非侵入性方式来监测患者的重要生理参数，从而进行准确诊断，确定适当的治疗方法和正确的干预时间，实现对治疗的总体调节。远程监控中无线感知系统应以小尺寸为开发目标，以便传感器能植入皮下或容纳在便携式可穿戴纺织品织物（服装）中；基于先进的低功率无线技术，可以使用低带宽网络来发送和接收数据；包含情景检测算法的可穿戴传感器可以在某个时间触发一条消息，并且可以使用移动技术在适当的位置显示该消息。如可以基于以往数据积累经验和当前情景创建个性化反馈并构成用户医疗数据历史纪录，存储并显示在移动设备上。

4.3.2 神经系统疾病及技术支持

世界卫生组织认为神经系统疾病是对公共卫生的最大威胁之一，严重残疾常常与神经系统疾病并发有关。阿尔茨海默病患者由于行动和认知能力受损，其出现意外受伤致残的概率很高，因此应保障患者拥有健康的社会生活。可通过向他们提供各种对抗神经退行性疾病或认知下降的针对性服务，在身体和心理上重建患者的自主自尊和积极情绪。已经利用的技术有通过基于游戏的认知（脑）和身体训练、机器人介入治疗来提高康复功效。

神经康复设备可以有以下几种类型。①操作机器：肢体康复操作机，患者和设备之间的接触通过踏板等机械接口进行。这些设备可用于实时远程监控机器性能，协议参数的远程校准，末端执行器的物理交互，生物力学监测等。②外骨骼机：外骨骼是可穿戴的机电系统，可跟随患者的肢体运动。外骨骼被用于进行整个肢体运动链、生物反馈和神经控制的顺应性身体互动。帕帕迪里斯（Papadelis）等人于2013年开发了基于机器人手臂能够沿6个自由度运动的解决方案，以及用于控制的骨骼外位置感测线束。如果骨骼外层与脑计算机接口（BCI）相连，未来甚至可能会考虑对其进行操作[98]。

4.3.3 物理/精神障碍和残疾及技术支持

老年人经常面临器官功能衰退和残疾问题。如：视力和听力的损伤问题，导致眼睛和耳朵的感觉障碍，这会严重影响老年人的沟通能力；运动能力方面的问题，限制了他们的行动能力、操纵物体和使用设备的能力。除身体的物理性障碍外，还可能发生精神或认知障碍。在视/听功能出现部分障碍的情况下，可以使用人造肢体或人工耳蜗等技术系统获取丧失的部分能力；在视/听功能出现完全残疾的情况下，可以通过使用人工传感器（如语音→文本、文本→语音）来恢复能力。此外，认知刺激（如基于游戏的技术干预措施解决方案）在老年人认知功能方面有积极作用[99]。

（1）运动障碍。生物机器人的解决方案是一项提高老年人生活质量的关键技术，它可为长期遭受移动障碍并影响其自主活动性的人们提供服务。使用机器人机动性支持技术所面临的挑战是：基于导航的具有避障功能的导航地图。该导航地图支持基于目的地的选择，并通过模块化选取操作，辅助用户从一个移动基地移动到目的地或目标物体。

（2）感觉障碍。语音响应系统、触觉反馈和文本语音转换是可用于感觉障碍的一些计算机设备。由于这些设施需要进一步改进，因此未来需要考虑引入语音、视觉和听觉的交互方式。目前娱乐设备提供了与个性化音频有关的新功能，扬声器阵列会产生一定的声波，可以消除背景中其他人的干扰。

4.4 个人活动及技术支持

4.4.1 康复保健活动及技术支持

居家老人的保健活动及康复锻炼可以通过安置在四肢和躯干上的特殊传感器进行监测。如通过加速度传感器测量老人的肢体活动（步行、上/下楼梯及站立）数据，并与其他传感器监测到的生理信号（血压、血糖、心率和血氧饱和度等）结合，通过互联网传输到智慧养老服务平台，由专业医生和护理人员根据这些综合数据信息远程管理和调节患者的健康活动，在使老人居家康复更便利、不增加老人住院费用，减小社会医疗成本的情况下，极大地缩短和优化老人的康复过程。

4.4.2 认知训练活动及技术支持

认知训练对缓解阿尔茨海默病，尤其是前期的轻度认知障碍能起到有益而持久的作用。以无线设备与互联网结合为基础的计算机辅助认知康复技术能根据患者认知障碍程度、个性化需求的神经心理学模式制订个性化干预方案以刺激认知功能；能实现干预标准化，使数据记录更准确、真实而客观；能支持患者自行训练，并即时提供反馈，且可与以往数据比较，建立系统的训练方案。在改善患者记忆力、注意力、执行力、定向能力及沟通交流能力等认知能力的同时，还可与日常功能训练、运动训练等结合，起到多方位康复的效果。此外，计算机辅助干预通过已设计好的训练和活动项目进行，可代替阿尔茨海默病照护者的部分工作，减轻照护者的工作压力。

4.4.3 情感支持活动及技术支持

阿尔茨海默病患者先期出现的短时记忆力损伤，可导致患者社会活动能力降低，使其逐步陷入社会孤立状态，从而引发一系列的生理、心理问题，如产生焦虑、抑郁心理疾病等。认知/陪伴机器人作为智能生活环境的一部分，在为老年人的日常生活提供多样化辅助支持的同时，也在患者心理及情感支持活动中起着重要作用。从人机交互角度看，机器人可充当情感支持者，其认知互动能力和处理能力适用于阿尔茨海默病患者。患者可通过与陪伴机器人的互动和交流来缓解其心理等方面的问题，并且通过陪伴机器人还可实现全天候监测照护和安防监控，在出现紧急情况时发出报警信号。

4.4.4 居家室内安全及技术支持

有研究表明[100]，导致老年人致命和非致命事故的多数起因缘于跌倒。65岁及以上老龄人口中近3/4的跌倒会导致手臂、腿部和肩膀受伤。目前信息与通信融合的技术领域为老年人服务的最新技术进展集中在安全防护的解决方案方面。以下技术具有研发指导性。

（1）跌倒检测传感器系统。使用嵌入在浴室、厨房或其他房间地板中的传感器进行检测。如果老人在室内任一房间跌倒，系统将立即激活警报，配备的便携电子设备通过Wi-Fi与呼叫中心进行通信。跌倒检测传感器在检测到跌倒的同时激活所有房间内安装的具有安防监控功能的摄像机。

（2）可穿戴智能检测服装系统。为了避免阿尔茨海默病老年患者/其他残疾人不在传感器激活区域内，同时又无法自启动紧急警报而处于的危险状态，可以将安置了传感器的可穿戴智能服装作为检测紧急情况的合适工具。

（3）睡眠架构监测系统。该系统将帮助用户维持其昼夜节律，监测睡眠呼吸暂停。系统将能够检测出季节性情感障碍和延迟睡眠阶段综合征，并在需要时通知呼叫中心。

（4）人工智能紧急情况识别系统。使用人工智能紧急情况识别系统来提高老人的安全防护。将智能传感器安装在老年患者日常活动和行为范围中，通过该系统进行数据积累、机器学习，然后可以检测老人日常活动中的任何异常情况，并在适当情况下发出警报信号。

4.4.5 基本日常活动及技术支持

日常活动的基本组成部分集中在老年患者的个人护理，这些个人护理任务有助于维护老年患者的健康和尊严。在大多数情况下，老年患者即使在家中进行简单的日常任务，也需要照护者的辅助。如为方便老年人找到随手放置的物品（手机、眼镜、药瓶和房门钥匙），可以实施具有Wi-Fi标签的实时本地化服务：标签被嵌入或贴置于手机、眼镜等常用物品上，这些物品的位置将被显示在覆盖房屋平面图的中央信息监视器屏幕上，本地信息管理服务允许用户执行快速定位该物品位置的命令，减少老年患者/残疾人付出不必要的移动运动。

4.4.6 出行安全防护及技术支持

阿尔茨海默病患者因出现空间认知障碍，容易导致走失行为的发生。为了保障出行安全，可以使用无线便携式电子设备和全球定位通信技术为失智老人的出行保驾护航。信息和通信系统需要的主要功能是空间定位。对于户外定位，可以通过卫星技术（GPS）实现；对于室内定位，在卫星技术无效的情况下，启用无线技术，为此需要增强无线技术定位的准确性。从室外到室内的过渡涉及卫星技术到无线技术之间的转换，可以使用行人数字地图和近场通信技术补充这一部分技术盲区。

4.5 阿尔茨海默病患者安全防护服务包的界定及框架

我们这里的服务包是指在互联网环境下通过新一代信息通信技术手段提供给阿尔茨海默病患者有关安全防护的一系列产品和服务的集合。在阿尔茨海默病患者安全防护社会支持体系的框架形成后，阿尔茨海默病群体应该如何定位？享受哪些服务？这些服务如何落实？这就需要深入探讨"互联网+"背景下新一代信息通信技术手段支持的安全防护内容，形成适合阿尔茨海默病患者的切实可行的服务包，其产品及服务集合经适当调整后可推广适用到其他老龄群体和弱势群体。

4.5.1 阿尔茨海默病患者安全防护服务包

阿尔茨海默病患者安全防护服务包主要是从安全照护的角度进行把握，按照阿尔茨海默病患者居家照护养老的主流照护服务模式进行规制，其内容是由阿尔茨海默病患者服务需求、服务提供方的服务能力等因素共同决定的，确保最终进入服务包的内容具有最大的效益或效果。根据阿尔茨海默病患者安全防护社会支持体系框架的内容，阿尔茨海默病老龄群体安全防护服务包可分为居家医养——疾病预测服务包、居家照护——安全防护服务包、出行安全——走失应急服务包、精神慰藉——应急心理干预服务包共四个服务包。服务包提供的服务内容对阿尔茨海默病患者来说是最需要的，对政府和市场供方来说是最基本的并可以持续给予支持的。服务包可以在老龄群体中按照相同模式和统一标准来实施。

4.5.2 阿尔茨海默病患者服务包的框架

运用上述构建的四种服务包，结合阿尔茨海默病患者居家照护的主流模式，形成阿尔茨海默病患者安全防护服务包模型示意图（见图4-6）。

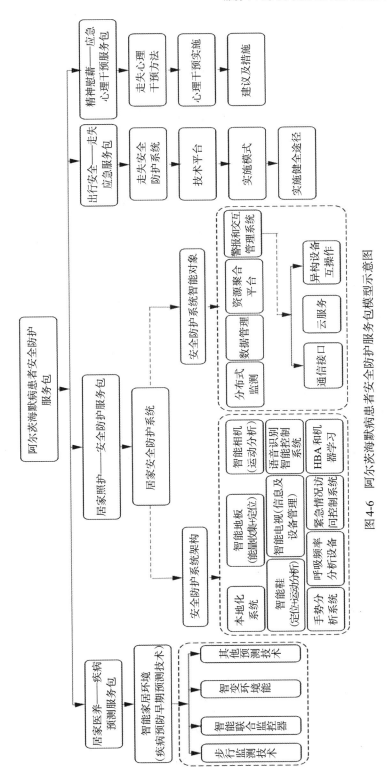

图 4-6　阿尔茨海默病患者安全防护服务包模型示意图

4.6 本章综述

本章首先阐明信息技术与养老服务的关系，当前"智慧养老""互联网+养老""虚拟养老院"等热搜词的背后，实质上牵涉到信息技术已融入养老服务的各类实践。信息技术作为创新养老服务方式的重要手段和途径，与养老服务有机结合的过程，既是信息技术面对养老服务因需而生、因需而变的形成与演化过程，又是养老服务通过信息技术支撑得以完善和发展的过程。其次介绍了与环境辅助养老生活相关的信息技术和网络服务。云计算、无线传感网络、人工智能、普适计算和大数据技术都是新一代互联网的前沿热点技术，在辅助养老生活研究应用方面都有很大的拓展空间。再次对包括阿尔茨海默病患者在内的老龄群体可能存在的疾病需求服务及相关信息技术支持做了一些研究，包括对常见的慢性病、并发症、精神类疾病、肢体障碍等在内的疾病的新一代信息技术支持。接着阐述了对阿尔茨海默病患者在康复保健活动、认知训练活动、情感支持活动、居家安全防护、基本日常活动以及室外出行活动中的安全防护与所采用信息技术的关联应用。最后界定了阿尔茨海默病患者安全防护服务包的概念，即在互联网环境下通过新一代信息通信技术手段提供给阿尔茨海默病患者有关安全防护的一系列产品和服务的集合。并结合阿尔茨海默病患者安全防护社会支持体系框架，结合阿尔茨海默病患者居家照护的主流模式，形成阿尔茨海默病患者安全防护服务包模型，包括居家医养——疾病预测服务包、居家照护——安全防护服务包、出行安全——走失应急服务包、精神慰藉——应急心理干预服务包。

第五章

居家医养——阿尔茨海默病疾病预测服务包

据加拿大2015年的一项数据调查显示：93%的加拿大人支持国家针对家庭护理和长期护理的卫生策略。援引数据指出，如果将一名长者留在医院病床上，每天的花费近1000美元，其中长期护理床位设施费每天126美元；而让长者留在家中享受支持性家庭护理和自主/半自主辅助生活，每天只需要花费35～50美元。因此，如果在家庭环境中为老年人提供更多支持，则可以为医疗保健系统节省大量资金[101]。由此可见，针对当前我国社会面临的老龄人口数量有增无减、医疗保健费用迅速上升、医疗机构负担日益严重、专业养老机构数量不足且收费高、家庭照护者负担和压力上升等系列矛盾问题，开发可持续、低成本效益的智能医疗保健和家庭环境可行方案正是缓解社会日益紧迫的医养矛盾的一种有效解决方案。此类解决方案以方便老年患者留在家中，而不是住在空间有限且收费相对较高的养老院或医院为出发点，目的是消耗更少的人力资源和经济资源，能为更多的包括阿尔茨海默病老年患者和独居老年人在内的老龄群体提供更高质量的医疗保健及照护服务。

5.1 智能家居环境

智能家居技术是指以增加居所的便利性、安全性、舒适性、通信性和节能性，以任务自动化实现为目的的各种技术和服务的集成，它包括了新一代信息通信技术、物联网技术、大数据及智能计算、云服务等。智能家居环境是将智能家居技术应用部署到家庭环境中，它将允许医务人员以较少的人力资源、以更少的经济成本和实时的方式跟踪居家老人的重要生理体征信息，以无处不在、无创、非侵入、连续而长期的方式向居家老人提供医疗保健和生活照护服务，且不会影响到老人舒适的居家生活方式，并能在紧急情况发生时做出安全防护警示通信，以帮助居家老人及时获得救助。这种使用低成本的普及型智能家居技术让老年人居住的家庭环境变得"智慧"起来的可行方案是改善老年人居家医养的一种非常有前途的解决方案。在未来，老年人可以通过房屋定制以获取舒适度更高、资源消耗更少的智能化房屋,获得更智能地提供医疗保健服务的居住环境。

图5-1所示是未来自主智能家居体系结构示意图,图中显示了不同利益相关者:医疗保健服务提供方,医疗服务提供方(保险公司和政府公共卫生部门),互联网、通信和安全服务提供方,数据和信息服务提供方(用于自动化系统),房屋建筑方(带有智能传感器集合和执行器的房屋)的重要作用。

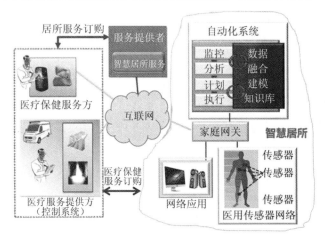

图5-1 未来智能家居体系结构示意图

图5-2示意性地说明了传感器、执行器和智能计算如何与医务人员的活动集成在一起,以满足老年患者的医疗保健、自主生活。它还为与老年人医疗保健的智能家居技术有关的各领域创造新产品提供了巨大的创新机会。

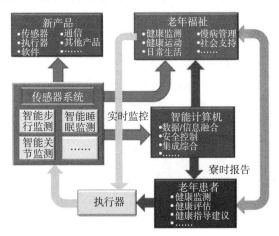

图5-2 智能传感器、执行器、智能计算与医务人员活动集成示意图

图5-3所示是一个微创身体嵌入式传感器或可穿戴传感器应用示例的示意图。此处是一种使用心电图监测心脏电活动的人体传感器，用于识别出心脏潜在问题，并及时采取相应补救措施。

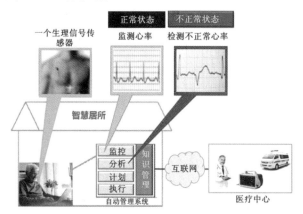

图5-3　用于老年人保健的生命体征技术示例示意图

利用信息技术、无线通信技术、无线传感网络、智能管理系统和自主计算方面的先进技术，开发适用医疗保健的新型、智能、经济、高效的解决方案，将使许多老年患者能在他们现住房屋中享受自己想要的独立生活的同时，也能接受无创和非侵入式的医疗保健安全监测。这种监测将有助于提早发现老年人潜在的疾病或健康问题，以便早期介入治疗，扭转目前病情发展后期才进行治疗的被动局面。如何早介入早发现早治疗，有效促进老年人慢性病治疗和健康状况的改善，是老龄社会需要解决的重要民生问题。

智能医疗家庭的主要组件见图5-4。这些组件与医疗保健、自主计算、物联网络及用于家庭环境的传感器/执行器有关。

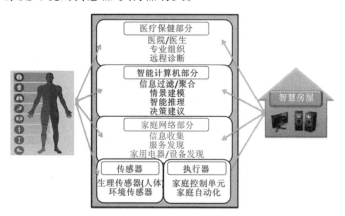

图5-4　智能医疗家庭中一些主要组件的示意图

5.2 居家医养疾病早期预测技术

老龄社会"银发人口海啸式"增长带来许多现实问题：①医疗机构能提供的老人所需的住院治疗服务资源不足，且住院通常是最后的治疗手段，老年人普遍抱有在进入住院治疗阶段之前即获得个人保健的早期医疗介入的愿望；②如果没有医护人员定期检查，及时发现老年人潜在的健康问题并给予适当的治疗处理，会导致老人出现急诊和住院治疗机会的增多，不仅急诊费用价格不菲，而且住院治疗和护理费在医疗保健服务系统中的花费也最高；③老龄化态势的加剧使非正式和正式照护服务需求都面临照护服务质量和人员短缺的严峻挑战。

为缓解上述难题，我们可以通过智能居家疾病监测技术做到早发现、早干预、早治疗。关键是要开发可在疾病早期阶段识别出疾病潜在症状的预测技术，让医疗专业机构及时提供医疗指导建议，立即采取纠正措施，使老人避免出现紧急就诊和不得不住院治疗的最坏情况，使老人享有更和谐安宁的健康生活。一种既能提高医疗质量又能降低住院医疗成本的可行医疗保健方案是：让老人在自己舒适的居家环境中享有非正式照护服务，其重要的生理信号可以被监测并记录后，这些被监测到的数据信息在经过智能管理系统分析处理后被提供给专业医护人员，使他们可以在需要时采取适当的干预措施。这些监测生理信号的传感器可以识别那些严重危及生命的信号（跌倒信号、血压和心电图异常信号、睡眠中呼吸障碍信号）和运动康复信号。如通过监测分析老人的异常步态，可以检测/识别出某些疾病的早期阶段特征，进而早期介入以避免其进一步发展而导致严重的并发症出现。

当前老龄人口居家医疗保健预警监测技术研究中的三个主要问题如下：

（1）通过步行和跌倒信号监测，识别某些疾病的早期阶段特征；

（2）通过定量联合监测来维持和改善运动能力（尤其是康复阶段）；

（3）通过监测睡眠中的重要信号，评估和改善睡眠环境，以促进老人健康状况的改善。

表5-1中列出了一些已有的监测量化个体运动的传感器产品、类型和主要应用。

表5-1　用于量化个人运动或身体活动的一些产品清单

产品	用途
产品1:加速度传感器、陀螺仪、蓝牙	体育活动测量、心率监测、接近度检测、基本睡眠评分
产品2:可穿戴在腿部的微型机电系统（MEMS）、微型数字记录技术	坐、站和走活动分类识别,每日能源消耗,身体活动概况,药物治疗或康复治疗的变化
产品3:可穿戴在腰部的加速度传感器、充电电池、USB连接、MicroSD卡	肢体摇摆分析、步态分析、身体活动监测、能量消耗检测、睡眠活动监测
产品4:腕带系统,带有微机电系统的加速度传感器,(温、光、事件)记录器,USB连接	体育活动、康复运动、行为表现研究、睡眠活动监测
产品5:可穿戴在腰部、背部、胸部、腿部或置于口袋中的加速度传感器,可充电电池、蓝牙。	日常活动监控研究:康复、治疗、跌倒检测,步态分析,姿势分析

　　以下将介绍正在进行的研究工作及面临的技术挑战。这种以开发创新、降低成本和能形成影响力为目的的解决居家老年人疾病早期预测技术的解决方案，经过适当调整后，可推广适用于独居老人、失智人员、失能人员、残障人员、术后康复训练人员、边远及农村地区老龄人口和婴儿等群体。

5.2.1　智能步行分析技术

　　步行方式是衡量个体身体健康状况的一项一般性指标。与健康人相比，患者的步行倾向有所不同。医疗专业人员可以通过观察患者行走、站立及爬楼梯的方式来对关节炎、风湿病、肌肉骨骼、心肺潜在疾病、阿尔茨海默病等疾病进行初步诊断。尽管在专业医疗机构面对面地对患者进行直接观察是有用的，但存在需要预约就诊、照护者陪同老人前往医院排队就诊、诊断观察需要花费一定时间，且不排除医生个人认知的主观性等问题。如果对居家老年人可以通过步行识别分析技术连续监测获得定量信息，并远程提供给医疗保健专业人员，将有助于医疗专业人员根据长期监测数据做出更精准的诊断，有效减少医生主观判断引起的失误，减少老人前往医院就医带来的不便。步行分析技术应具有收集、量化、分类和解释步行模式信息的功能，将使早期发现疾病、及早采取干预措施变得可行。

1. 步行方式与潜在健康问题的关系

　　基于已有的研究分析结果[102]，通过对老年人的步行模式进行连续监测，可对其跌倒进行预测。跌倒通常是其他健康问题的副产品，如：感觉系统受到干扰，会引发白内障、耳鼻喉等疾病；中枢神经系统受到干扰，会引发末梢神经病变、阿尔茨海默病；骨骼肌肉系统受到干扰，会导致肌肉松弛、骨质增生；药物引起的不良反应等。不同年龄段个体的行走方式存在差异，可以通过行走方式将人们分类归属于不同年龄组。如果是老龄组，行走方式差异通常表示某些健康问题的出现。这些健康问题可能是由于关节无力或疼痛导致两条腿间出现不平衡，或由于肌肉问题导致腿部加速出现不对称等。因此，步行方式被医疗界视为可以衡量总体健康状况的良好指标，可以为更健康、更积极的生活方式提供必要的指导。

老年人的步行稳定性和双腿平衡能力较年轻人明显下降，这会导致老年人容易跌倒，并造成严重后果（如髋部骨折），而许多情况下这是导致老人最终死亡的诱因。已有研究表明[103-105]，髋部骨折是老年人死亡的重要预测因素，老年人髋部骨折后死亡风险显著增加。对于髋部骨折老年患者，其死亡风险是普通老年人群的三倍。此外，还发现大约20%的老年人在髋部骨折后一年内死亡。这些统计数据表明，我们需要开发低成本、易使用的步行分析系统以分析老年人步态状况。

M.Jamal Deend 的一项研究指出[106][107]：根据步行异常和步行稳定性对步行模式进行分类，使用廉价、小体积且灵敏度高的加速度传感器和陀螺仪，开发基于概念验证的步行年龄模式分类、分析识别系统。研究目标是根据步行过程中收集到的步行信号将步行分为不同步行模式组，并将处理后信号中的信息与年龄、健康状况和身体类型相关联，以此可以定量确定步行年龄，并且将相关步行特征作为潜在健康问题的指标，如关节虚弱、肌肉骨骼系统不良、阿尔茨海默病早发、帕金森综合征和感觉性或小脑性共济失调等。待持续研究开发项目集中在可轻松穿戴的智能袜子、智能腕带和智能腰带形式的行走感应系统方面，以便能收集更多、更全面、更有效的步行相关信号。

2. 步行分析优于视频数据分析的原因

理解一个人的步行模式，需要许多步行参数（速度、加速度和双腿倾斜/旋转参数等），这些都是可通过加速度传感器和陀螺仪连续监测而获得的机械参数[108]。从实现的角度来看，传感器价格便宜、外形简单、尺寸小、功耗低，能即时提供数据，这与使用视频成像系统获取数据形成鲜明对比：①对数据成像形成的密集型视频数据流的分析方法复杂，且数据量庞大，当被监测人员的步行稳定性正常时，产生的无用信息多于有用信息。②在室外多样复杂环境场景中获得的实时视频监测数据变得难以控制，而步行分析系统特别是可穿戴便携式的传感系统则基本可以在任何环境中使用，且可以在不影响个人日常工作生活的情况下使用。③个体步态因步行环境（上下倾斜的坡度、平坦路面、草地、地毯、瓷砖、混凝土或沥青路面）不同而复杂多变，即使是同一个体在不同表面上的行走模式也存在显著差异[109]。对于这些细微的步行变化，使用体感信息更直接的可穿戴传感系统（如袜子）解决起来更为可行。④使用视频捕获技术的另一项限制是：它需要更多个摄像机的空间布置，且摄像机彼此间的距离要保持特定（如4～5米）。

3. 步行信号的标准化处理

由于个体活动水平随环境而变化，因此需要对来自传感器感知的机械参数信号进行标准化处理。如，步态属性由X轴、Y轴和Z轴的三个加速度及倾斜值r表示。这些信号必须进行归一化处理，且可以在归一化中使用不同的参数（如人的身高、体重等）。在标准化之后，提取出量化人的步行方式参数。

图5-5所示是步行分析仪系统的设计示意图。传感器和无线系统放置在个人脚踝附近或腿部，用以分析步行信号以确定步行模式。图中两个传感器（加速度传感器和陀螺仪）用于测量步行相关信号（如三轴加速度和倾斜度），这些信号通过蓝牙无线通信传输到管理系统中心的某台计算机或存储在体内数据记录仪中。首先通过长期大量的监测数据，进行数据分析挖掘及机器学习，确定出更符合被监测个体的基准信息；然后通过某阶段步行信息是否偏离规范值来判断潜在的可能健康问题；接着通过健康管理系统中心平台提供相关医疗建议，进入提早介入干预模式，以调整或改善被监测个体的健康状况。

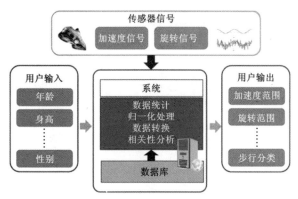

图5-5　步行分析系统设计细节示意图

在图5-5中，用户输入年龄、身高和性别及其他更完整细化分类的信息输入集（如体重、腿长），建立步行特征与用户个体更密切的相关性。目前步行分析集中测量的是三轴加速度和旋转信号。未来步行测量系统或行走感应系统可以是在两腿、两手和躯干上佩戴5套传感器，用来提供更多、更细化、更复杂的与步行健康相关的信息组合，并作为一些疾病的诊断指标。这包括步行过程中脚、手和身体间的协调、肢体响应速度、脚手间同步、脚抬离地面距离、步行信号随行走表面类型的变化等。

步行分析系统看似简单，其实步行信号中反映的医疗信息却异常丰富。从生物体构造角度看，步行需要精力、运动、控制和支持。当一个人步行时，需要身体多个器官和系统（包括心血管、呼吸系统、中枢神经系统、自主神经系统和肌肉骨骼系统）的协调控制。不规则步行或步态缓慢可能表示一个或多个与步行有关的器官系统、肌肉骨骼系统受到损害，从而导致步行时的能量消耗提高。如患有神经肌肉疾病的个体通常行走艰难，因此步态分析可以用来诊断这类疾病的严重程度，并推荐合适的诊断方案和康复途径。

图5-6给出了用于数据收集、存储和分类的步行信息系统的示意图。首先，对加速度传感器和陀螺仪收集的信号进行滤波去除噪声处理。其次，分解以提取与步行信号相对应的特征向量。行走特征被提取后，分析并使用聚类算法（如K均值）分类。再次，分类的特征被存储在与输入参数（如年龄组、身高、体重、腿长及性别）匹配的数据库。最后，当将新个体的新数据样本存入数据库后，分析器将提取其特征向量。通过分类算法（如K近邻算法）将个体数据存入适当的组中。图5-6显示了一个功能正常的步行信息系统的流程图，输出的是新个体的步行类别；图5-7是步行信息系统的流程图。

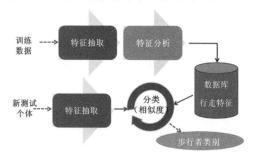

图5-6　功能正常的步行信息系统的流程图

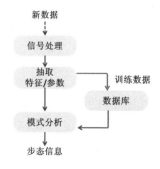

图5-7　步行信息系统的流程图

韩国在步行分析系统实验原型研究中使用的是界面友好的计算机或智能手机界面，用户只需单击"获取步行数据"即可开始测量。从现能查阅搜集到的资料显示，该步行信息分析系统已对韩国和美国几个不同年龄组人群进行测试。使用的调查结果表明，步行信号可用于监测总体健康状况，并能据此提供一些建议。该步行分析系统的目标和结果概述见图5-8。

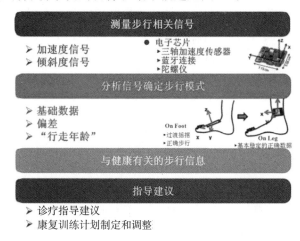

图5-8　步行分析系统的目标和结果概述

4. 未来研究指向与疾病相关性预测

未来的研究将使用更多的传感器（腿、手、躯干/腰部的多组传感器）集合来提供一套更完整的步行信号和指标。人们可以研究步行信号与各种疾病、平衡和跌倒间的相关性。

（1）用作阿尔茨海默病早期发作的预测指标。一种理论认为，阿尔茨海默病的发作与脑细胞的破坏有关。类似于收音机上的周期性静电，发往神经的信号可能会变得不一致或失真，传送的周期性信号模糊，表现为个人行走时犹豫，从而产生与个人正常步行不同的变化活动模式。

（2）用于受伤后的康复训练过程。

（3）用于步态识别、生理指标和活动模式记录。

（4）用于检测摇摆、不稳定的运动及预测最终跌倒的风险。

（5）用于观察药物对步态和日常活动的影响。

未来的步态信息分析系统可为个体和其直系亲属及远程医疗保健专业人员提供更多定性和定量信息，将在更多领域为更多公众所接受。其分析方法也有很大创新空间，潜在的商业化可能性也很高。

5.2.2　智能关节监控技术

老年人由于行动能力减弱更易发生跌倒从而导致关节损伤。在各种关节损伤中，膝盖和髋关节损伤最为常见。要从关节损伤中恢复过来，需要长期的康复护理，这将严重限制和损害个人基本生活能力（如吃饭、洗漱、洗澡、散步、购物、走亲访友等）。目前，康复过程既昂贵（因目前没有既低成本又易于使用的定量措施，且占用资源巨大）又主观（康复在很大程度上依赖于理疗师或运动医学专家的经验和专业知识）。如果能采取适当手段和技术监测受伤的关节，并且根据关节康复状态和恢复率动态调整康复方案，则不仅可以缩短更可以优化康复过程。

1. 评估多且复杂的关节状态参数

对关节状态的定量评估所涉及的定量数据多而复杂。这里以人体最大、最复杂的膝关节为例。膝关节连接股骨、胫骨和膝盖骨，由股骨下端关节面、胫骨上端关节面和髌骨关节面构成。滑膜腔被前后两条交叉韧带分割，以防止股骨和胫骨前后移位；膝关节内有内侧大、外侧小的月牙状的半月板，有加深关节窝、缓冲震动和保护膝关节的功能。膝盖韧带和半月板对维持膝盖关节结构的稳定性至关重要。膝盖韧带连接膝盖骨，而肌腱将膝盖骨连接到肌肉。膝盖软骨在股骨和胫骨之间起着减震器的作用。膝关节通过滑行和滚动而起作用。人体行动时，膝盖需要进行多个不同角度的屈伸，甚至轻微旋转，故膝盖会承受很大压力。膝盖方向的突然变化和扭曲运动是导致膝盖受伤的主要原因。

可以考虑使用护膝支架形式的智能关节监控器来定量评估、监控膝盖的功能，提供有关身体活动，如步行、爬升或下楼梯以及快速运动时的信息。如果将智能步行分析信息系统和关节监控系统联合使用，则可以提供老人日常身体活动的更多信息。这些日常活动有助于预防或减少糖尿病、肥胖、心脏病、神经系统等慢性病对老年人日常生活的影响。

膝盖屈伸过程中用于角度测量的一些常用技术包括光学、超声、磁或惯性跟踪，对这些技术的一种流行应用方法是使用可穿戴惯性传感器、加速度传感器和陀螺仪，此类传感系统能发挥其体积小、无创、非侵入的优势特点。但此类传感系统必须经过精心设计和校准，并正确使用，以最大限度减少噪声、漂移等对测量数据的影响。

2. 智能膝盖监护系统实验原型概述

一项加拿大麦克马斯特大学的研究报告显示[110]：一个基于护膝支架的智能膝盖监护系统实验原型能够自动而轻松测量膝盖的重要参数（如膝盖角度、弯曲、伸展、旋转、力量和温度）。在护膝支架上还可连接各种传感器系统单元，包括加速度传感器、陀螺仪、力传感器、温度传感器、通信模块、微控制器、存储器和信号处理器。该膝盖监护系统的设计示意图见图5-9。

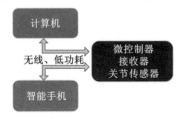

图5-9　智能关节传感器系统的总体系统设计示意图

智能膝关节监护系统这一健康监护设备的开发愿景是无创、无干扰、体积小、重量轻、成本低、易使用，且应具有用户友好的功能。智能膝关节监护实验原型的关键目标：通过提供客观评估康复进度，找到更好的私人定制的康复方式，用于改善量化膝关节（或任何其他关节）状况的康复计划，促使老人膝关节的全面康复。设备的开发和利用还将有利于减少个体因暂时性残疾而造成的经济损失，同时也降低了医疗系统的成本负担。

智能膝关节监护系统通过通信模块收集来自传感器的数据，并将其发送到个人计算机或智能手机。然后，医疗专业人士、物理治疗师或运动学专家可以使用定量数据来诊断膝关节问题，并根据客观判断以最小的不确定性评估康复过程。这样的监护系统有望比现在使用的无线收集测量数据的方法，更能帮助专业人士准确而客观地诊断膝盖状态。如果将智能膝关节监护系统集成到一个单片电子传感系统中，就可将其推广应用于人体其他关节，并适用于不同年龄和需求的个体，适用于因运动、工作和其他意外导致关节受伤后的康复计划。

智能膝关节监护系统的初步原型具有多个传感器和电子器件，包括温度传感器、用于测量膝盖角度或测量范围的电位计、陀螺仪、力感测电阻器、微控制器、加速度传感器、运动存储器和无线收发器（见图5-10）。

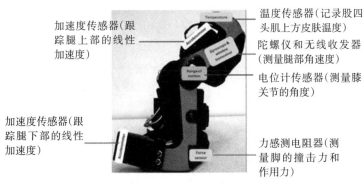

图5-10　加拿大一项护膝支架实验原型

（1）温度传感器。安装在护膝顶部，用于记录股四头肌上方的皮肤温度。测量外部皮肤温度的理论基础是通过肌肉的温度来测量肌肉的累积应变。

（2）电位计传感器。安装在膝关节上，用来测量膝关节的角度（运动范围）。

（3）两个低功耗的小型加速度传感器（一个位于膝关节支架下部，另一个位于膝关节支架上部）用于跟踪腿下部和上部的线性加速度。

（4）低功耗陀螺仪。放置在护膝架的上部，可测量腿部角速度，并用于确定加速度。陀螺仪具有内置信号调节/低通过滤功能。

（5）力感测电阻器。放置在脚后跟下方，连接到沿着人腿后部延伸的双绞线上，以测量脚跟与表面接触时的撞击力和作用力。要求超薄传感器处于高力度水平时能提供高分辨率输出。

（6）微控制器。被用作膝关节支架上的主要数据处理单元。微控制器包含多个模数转换器，并可以提供其他类型的传感器接口。该微控制器用于收集和处理数据，然后以每秒 N 个数据点的速度使用 ANT 协议传输数据，以便获得实时结果。微控制器保持与 ANT 设备通信。ANT 收发器包括一个板载发送器，工作频率为 2.4 GHz 时可以进行长达 30 m 的通信。USB 串行接口允许个人计算机接收无线 ANT 传输。

所有传感器系统和电子设备均安装在三个印刷电路板（PCB）上，并固定在膝关节支架上。实验原型投入实际应用时，必须认真考虑从传感器获取和分析数据时的诸如校准、传感器漂移、热波动及电气和机械噪声等实际问题。

3. 智能膝关节监护系统作用

实时启动计算机或智能手机图形用户界面从智能膝关节监护系统收集数据，系统可以记录来自不同进程的数据，以便医疗康复专业人士获得病患个体记录，动态跟踪患者运动进展情况；数据记录可用于统计计算，以评估被监测人是否过度劳累，是否有可能造成进一步伤害，并在需要时采取补救措施，向用户提供最佳和定制锻炼的建议。

智能膝关节监护系统可用于调查老年人的活动范围、柔韧性和平衡之间的关系。可以为以下各种问题提供定量答案：

（1）膝关节运动范围是否在建议范围内？

（2）康复人员是否在按照建议的时间和运动频率进行适当锻炼，是否遵循康复锻炼计划？

（3）是否有任何身体问题应报告给医疗康复专家？

4. 智能联合监控设备的未来发展

未来关联智能步行分析系统和智能膝关节监控系统的实时信息，不仅可以监测预防老人跌倒的可能性，而且可以让医疗康复专家为个体私人定制出更优化的康复锻炼计划，并进而提出进行必要活动的建议以改善个体生活方式。未来发展将能够定制这两类监测系统的设备尺寸和样式，让它们的佩戴更舒适便捷，可以更长时间地自动记录所需信息，使监测感知以一种无干扰、无创的方式进行。

5.2.3　智能睡眠环境系统

现代社会出现的睡眠障碍问题，不仅发生在老年患者身上，许多中青年家庭照护者也因工作、家庭的压力而导致睡眠受到影响。如果采取服用安眠药的解决措施，会使人们在第二天感觉长时间的疲倦、昏昏欲睡并有其他副作用。目前更健康的解决措施是在卧室中使用传感器和执行器来自定义睡眠环境。在这种定制的睡眠环境中，可以通过对个体进行非侵入性的无缝监测，调节改善有益于睡眠的措施，使更多相关人员享有健康和福祉。

1. 睡眠与人体健康

睡眠对于大脑健康、身体健康和情绪健康都至关重要。在睡眠期间，我们的身体产生有助于细胞修复损伤的蛋白质，这对大脑、心脏和血管等各部分机体的修复，刷新免疫系统，增强免疫力，加快疾病康复，降低某些疾病的风险等非常重要。

睡眠由两种不同的状态组成：非快速眼动睡眠（NREM）和快速眼动（REM）睡眠。通常，每个夜晚都需要重复四到六个周期，NREM睡眠和REM睡眠分别持续90～110分钟。NREM睡眠分为三个阶段，前两个阶段是人体心率减慢和体温下降时进入的轻度睡眠状态，是为第三阶段做准备。在此阶段，脑细胞活跃度较高，人们可以做梦。第三阶段是脑细胞活跃度低（处于完全休息状态）且身体肌肉完全放松的深度睡眠阶段。睡眠的各种益处多发生在第三阶段，如组织的愈合和再生、记忆巩固和能量恢复、免疫刷新和增强等。REM睡眠约占成年人睡眠周期的20%。对于老年人，睡眠质量的好坏非常重要。

睡眠问题通常无法诊断，并且经常被忽略。睡眠不足会使大脑疲惫，运作效率较低；会影响人们的注意力、学习新事物的能力，扼杀创造力，阻碍或降低决策过程；会影响长期/短期记忆能力。此外，睡眠不足会导致中枢神经系统功能不良，持续睡眠不足是冲动行为、抑郁、偏执狂或慢性病的危险诱因，慢性睡眠问题可能影响平衡、协调和警觉性。另据报道[111]，睡眠不足会破坏人体自然生理周期，会导致不良的健康后果（如心脏病、糖尿病、肥胖症和认知脑损伤）。根据美国国家睡眠基金会的2015年的一则报道[112]，随着年龄的增长，许多老年人的入睡时间变得更长（睡眠潜伏期增加）、睡眠/苏醒周期数增加（更多的睡眠碎片）以及REM睡眠减少。

2. 睡眠与医疗、社会成本

尽管我们对睡眠有一定的认知，但相当一部分人会遭受睡眠不足的困扰。根据美国国家睡眠障碍研究中心（NCSDR）报告[113]，美国2019年3.3亿人口中有5800万～7000万人长期遭受睡眠和清醒症的困扰。NCSDR报告还指出，"睡眠障碍、睡眠剥夺和嗜睡估计每年会为国家医疗保健费用增加160亿美元"。美国每年花费数千亿美元用于与睡眠障碍相关的直接医疗费用（如医生就诊、医院服务、处方药和非处方药）。此外，由于相关健康问题，因劳动者生产力下降和事故造成的社会额外成本将大大增加。可见睡眠障碍问题增加了医疗成本和社会额外成本。

3. 环境与睡眠质量

环境在睡眠问题中起主要作用。如房间温度过高或过低、嘈杂、明亮、湿度过高或过低都可能妨碍我们获得充足的深度睡眠。有证据表明，某些气味可能会影响睡眠。一项对夜间受试者的脑电波进行监测的实验表明[114]：薰衣草可以引起心率、血压和皮肤温度显著下降，使人体处于更放松的状态，自主唤醒降低，睡眠更佳。

在睡眠过程中，人体的大脑在潜意识中会继续记录和处理声音。睡眠时，噪声可能会导致人体苏醒、在不同睡眠阶段之间切换、经历心率和血压的变化，但因其时间很短以至于我们完全清醒时根本不记得听到过什么或发生过什么。海浪或雨滴轻轻落下的声音会使我们放松，并帮助人体逐渐入睡；白天与黑暗是指示我们何时醒来/何时休息的标志，故暗室有助于改善睡眠质量；开始睡眠时人体体温通常会降低，故较凉爽的房间比温暖的房间更能改善睡眠质量，通常认为是16～20℃的室温最适合睡眠。

通过以上分析，一个好的睡眠环境可以帮助老年人获得一夜安眠的效果。因此可以开发一种专门的硬、软件管理系统，用来控制和自定义房间环境以使人们获得最佳睡眠条件。

4. 智能睡眠环境系统

加拿大麦克马斯特大学的一项研究计划是使用环境传感器和执行器来测量智能卧室的光、温度、湿度、声音和氧气，使用小型可穿戴式传感器监测睡眠者在睡眠状态时的温度、心率等生理信号。智能睡眠环境系统架构的示意图见图5-11。

图 5-11 中的智能睡眠环境系统包括传感器、执行器、短距离无线通信、适配器和中间件的自定义程序，系统中使用的传感器和执行器分别显示在图 5-11 的底部和顶部。

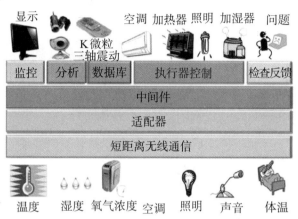

图 5-11　智能睡眠环境系统的架构示意图

加拿大麦克马斯特大学在智能公寓中使用智能手机应用程序实现显示睡眠环境历史纪录和个人睡眠模式功能[115][116]。基于睡眠者需求、睡眠检查记录表和睡眠者反馈信息表，医疗专业人员可提供改善睡眠和调整卧室睡眠环境的建议。

在睡眠检查记录表中，匹兹堡睡眠质量指数（PSQI）显示的分数越高表示睡眠问题越严重，该指数通过使用各种传感器来获得。在智能睡眠环境中：首先，生命体征传感器提供睡眠阶段的基本标准，声音传感器检测呼吸模式，环境传感器用检测于温度、光线、相对湿度和声音，执行器用于增强氧气（空气成分约 30%）；接着，将数据通过无线系统传输到计算机；然后，计算机系统程序检查睡眠周期中的睡眠持续时间。系统使用计算机自动控制睡眠环境，并通过衡量睡眠检查记录表结果识别异常呼吸模式来诊断某些睡眠障碍。此外，还涉及睡眠者的一些生命体征监测（如体温、呼吸模式、打呼噜和心率信号）。

研究者对睡眠实验条件进行测试后发现，智能睡眠卧室可用于缓解睡眠质量差的问题。测试者进入睡眠后，各种环境传感器和执行器将监测到的睡眠者的状态数据反馈到一个集中式系统从而完成一张睡眠检查记录表。集中式系统用于分析数据并控制环境执行器，如空调、加湿器、制氧机和照明设备，并诊断一些常见的睡眠障碍。集中式系统还可记录生成通过反馈信息表和环境参数得出的睡眠质量记录表。实验中使用传感器、电子反馈执行器和睡眠者的反馈/输入来优化房间睡眠环境。带有反馈机制的睡眠环境系统功能的简化示意图见图 5-12。

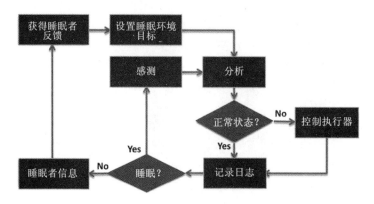

图5-12　带有反馈机制的睡眠环境系统功能的简化示意图

系统反馈机制可帮助改善个人的睡眠并自定义睡眠环境，睡眠相关信息保存在记录日志中。

5.2.4　其他预测技术

1. 家用电器监测日常基本活动

在家庭医疗保健监测领域，法国格勒诺布尔大学医院跨学科实验室的乔治亚娜（Georgina）等人[117]提出一种临床试验模型，通过记录家用电器（室内照明灯和家用电器）的电活动，将其对应转化为身体活动或特定日常活动的概率来跟踪独居人士的居家生活。该模拟实验套房配备了被动红外传感器网络，使用红外传感器和光电传感器来检测实验套房中的活动模式，使用3D相机识别人体姿势（站立，坐下或躺下），监测所得数据被传输到外部服务器进行分析（见图5-13）。

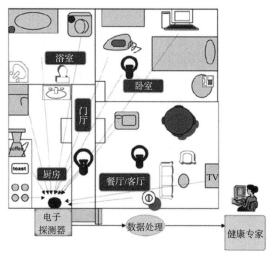

图5-13　家用电器监测系统架构

为了将电活动度量转化为执行特定日常活动的概率，需要分析两个变量：

（1）通过打开的照明灯检测个人在房间的活动；

（2）使用与特定活动相对应的电子设计自动化技术（EDA）和光电传感器。

使用该临床试验模型系统监测独居老人在家中的日常生活模式，主要是通过红外传感器和光电传感器识别的运动以及家用电器（电视、微波炉、烤箱、洗衣机及吸尘器）产生的电活动，区分出独居老人的睡觉、起床、吃早餐、外出、吃晚餐和上床睡觉等日常活动。老年人的生活方式通常趋于稳定，通过用电监测可以形成一张活动记录表，显示一段时间内独居者在各房间之间的移动数量是增加还是减少，从而发现他们日常生活节奏中的异常。

模拟实验结果表明以下几点。

（1）有关使用厕所和浴室的信息至关重要。上厕所的频率增加可能表示尿路感染或腹泻发作。洗澡出现障碍是身体虚弱的危险因素，也是失去独立性的重要标志。

（2）如果一个人在特定房间里花费太多时间，可能表示疲劳或生病。

（3）如果独居者活动总量减少，或在卧室里待的时间更长，则可能表示生病。

（4）单独生活的阿尔茨海默病患者，其活动模式是夜间活动持续不断，徘徊次数多且饮食不规律。苏热克（Suzuki）的研究指出[118]：在家中使用红外传感器，发现较少的睡眠时间和夜间徘徊次数增多与早期阿尔茨海默病的检测高度相关。

2. 未来应用

（1）实验模型有希望成为家庭远程护理的组成部分。其对于发现早期独立性丧失，特别是评估在家中居住的早期至中度阿尔茨海默病患者的独立性很有用。

（2）实验套房模型中，在床旁安装红外传感器能提供有关夜间运动的更多更准确信息。

（3）将基于现实传感器的系统扩展到实际家庭环境，继续保留和进一步拓展可穿戴传感器以提高信息灵敏度检测。

5.3 疾病预测信息技术的未来和挑战

在信息和通信技术领域，创新使用与生命体征、步行/跌倒、关节、睡眠相关的技术，可以帮助老年人在无创、无干扰和无缝监测的情况下，自主享受居家生活和照护，可以帮助老年人改善或至少减缓其随年龄增长而出现的功能衰退的速度，可以发现某些潜在疾病的早期症状并及时干预介入，减少患病风险和就医成本。据世界卫生组织《积极老龄化政策框架》所述[119]，采用低成本、用户交互友好的提前干预措施将为老年人的健康创造有利的家庭环境和健康的生活方式。

见图5-14，在未来采取适当的技术对老年人健康进行早期预测和干预，可以帮助老年人抵御随年龄增长导致的身体功能（包括呼吸能力、肌肉力量和心血管系统功能等）低于残疾阈值的风险[120]。注意，图中"年龄"X轴未按比例缩放，中间部分通常比"幼龄期"和"老龄期"部分宽。

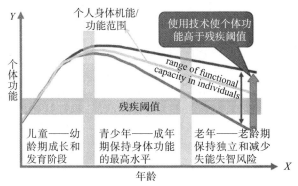

图5-14　个体功能与年龄的关系图

5.3.1　步行监测技术未来展望

已有研究结果表明，使用简单、低成本的惯性传感器（加速度传感和陀螺仪）、低功耗无线通信和信号处理系统，可对步行相关信号进行测量和分类。步行信号、健康状况和某些疾病之间的相关性将为未来的研究工作提供更多空间和机会。未来以下主题的研究可能具有代表性。

（1）研究确定传感器放置的最佳位置，以便在脚部（智能鞋、智能袜子）、腿部（智能护腕）、手臂（智能手环）和躯干（智能腰带）位置安装多组传感器以获取更丰富的步行信号。

（2）使用多组传感器系统来确定身体单侧（局部）与双侧运动、手脚间的协调及它们与步行指标（如速度和倾斜或摇摆）的关系。

（3）不同行走表面（如泥土、沥青、混凝土、草地、瓷砖、木地板、地毯）对步行信号的影响。

（4）不同的标准化指标（如年龄、性别、身高、体重、腿长）对分类结果的影响。

（5）研究确定脚步特征。如每只脚在地面的停留时间、脚抬起时间、地面接触力量（鞋底使用无线的力传感器）和步长。

（6）研究确定步行开始和停止时的指标特征及其对步行信号的影响。

（7）研究使用步行信号（如步态变化）作为某些疾病（如阿尔茨海默病、肌肉骨骼系统和心脏/肺等内部器官功能）早期诊断指标的可能性。

（8）研究使用步行信号来预测跌倒的易感性。

（9）研究使用步行信号来获取与步行特征下降有关的新想法，并给出量身定制的措施和指南，以减少或预防那些危险因素。

（10）研究使用步行信号（如步态、步幅和步伐测量）的自主计算来检测步行模式的细微变化。将此变化传送给专业医疗康复保健人员，以发现早期的健康问题。

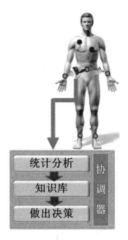

图5-15　人体某些传感器的系统架构

图5-15所示的是具有低功率无线通信的人体某些传感器的系统架构（传感器、通信和自主计算）。该图中带有阴影线的五组传感器可用于智能步行分析仪系统。其中实心黑色传感器可以检测与心脏信号、血液氧合水平和温度有关的生命体征信号。

5.3.2　关节监测技术未来展望

如前所述，随着年龄的增长，个体的肌肉骨骼稳定性通常会下降，受伤的概率也在增加。膝关节、髋关节通常是受伤的重点关节。类似的智能膝关节监测器，可帮助医疗康复专家获取与膝关节相关的实时参数，以帮助评估个体的康复过程。

老龄化研究已刺激了许多针对老年人的用户友好型可穿戴传感系统的研究和技术开发。未来的研究工作可能包括以下内容。

（1）对膝关节监护系统进行更广泛的人群测试。

（2）将传感器和电子组件集成到一个更紧凑的单元（如微型片上系统）中，使它们更易于佩戴。

（3）在减轻传感器重量的同时，使用功耗更低、电池使用寿命更长的传感器。

（4）使用人工智能机器学习、神经网络训练设备，以便在康复期间提供有关关节锻炼的更精确的反馈信息。

（5）改进图形用户界面，增强易使用和易操作性。

（6）使用传感器集合获得生物信息反馈。如，当康复个体进行不适当的康复锻炼时，可使用生物反馈信息立即提供警报信号。

（7）根据专家（包括物理治疗师、运动机能学专家和骨科临床医师）意见完成其他要求。

（8）自动收集数据以避免人为因素干扰。

步行信号和关节信号测量的实验原型与可现实应用系统之间仍存在一定差距，现实使用要面对复杂的行走环境，如普通街道、人行道、小径或草地等。因此，需要关注使用低功耗、低成本、小体积传感器和电子设备，并力求以无创、无干扰、无缝、用户友好、实时的方式提供有价值的步行和关节信息，通过监测和量化日常环境中系统记录的个体运动或步态日志信息，获得下一步康复解决方案。对于老年人而言，这些可穿戴式传感器（步行和关节传感器）可以成为评估跌倒风险并最终预防跌倒的重要工具手段，还可用于促进和鼓励进行身体活动和锻炼，减少肥胖、心脏病或压力之类的慢性健康问题的发生。

5.3.3 睡眠监测技术未来展望

智能睡眠环境，包括各种传感器（环境和生命体征传感器）、执行器、无线通信和计算基础设施。智能睡眠环境系统包括一张睡眠检查记录表，可以根据需求私人定制卧室睡眠环境。已有结果表明，在外部执行器中，氧气增强执行器对深度睡眠的早期影响最大，并且有利于保持深度睡眠占据整个睡眠时间的较大比例。

未来智能睡眠环境系统的研究工作将包括以下方面。

（1）集成更加人性化的即插即用传感设备，以使对生命体征（血压、呼吸、脑电波和运动）的监测简便可行，并将监测结果与睡眠质量相关联。

（2）研究其他环境条件（如二氧化碳、噪声水平和舒缓声音）对睡眠的影响。

（3）对更广泛的测试对象进行更多测试，并加强与临床医生的合作。这将涉及收集与睡眠有关的参数、分析来自传感器的数据、询问睡眠者的感受以及将获得的反馈与收集到的数据结合起来，通过综合考量来改善睡眠环境和睡眠质量。

（4）根据传感器感知的睡眠数据提供可靠性更高的诊断建议，并根据诊断结果提供精准化睡眠改善建议。

（5）研究带有增强功能的智能睡眠环境系统的运行结果与现有睡眠监测和分析方法之间的相关性。

5.3.4　自主计算技术未来展望

远程居家医疗保健中有关软件解决方案的问题。首先，软件应建立在可获取智能家居环境及与老年人健康相关数据的模型上（参见图5-15有关人体传感器的系统架构）。然后，使用数据和信息融合技术，将自主计算嵌入自主决策系统（ADMS）中。接着，ADMS被用于自动管理或提出针对智能医疗家庭中可能出现的各种情况的建议，而无须人工干预。自主计算是指一种智能计算环境，它可以根据指定的策略、规则和目标动态管理自己。

ADMS中的自主计算表明系统是自我管理、自我调整、自我修复、自我保护、自我适应、自我配置和自我组织的。这样的软件系统可以使用高级策略和目标自行决策，这些策略和目标是根据老年人的具体需求和健康及适应性与医学专家合作为老年人量身定制的。值得注意的是，ADMS不能替代医学专家。它将执行耗时任务，这样老年人在舒适的居家环境中进行日常活动时也可获得类似于专业养老护理机构提供的连续护理和活动。智能医疗家庭的ADMS体系结构示意图见图5-16。在ADMS体系结构中，传感器收集的数据和信息通过通信链接发送到运行ADMS的计算机上，信息经过处理和汇总后转换为知识，并存储在知识数据库（KB）中，在特定时间或根据要求，将知识用于推理家庭或老年人的状况，然后根据目标确定是否需要采取相应措施。

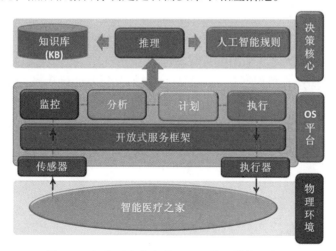

图5-16　智能医疗家庭的ADMS体系结构示意图

图5-17显示了智能医疗保健家居的实体模型示意图。实体可以用来描述现实客观世界的情况。知识被用于模拟智能家庭中老年人活动、健康信号和环境数据（计算机语言中的现实世界知识的语义表示）之间的关系。

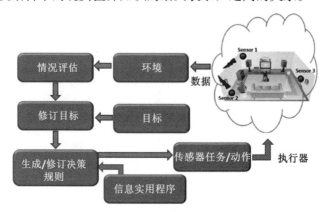

图5-17　智能医疗保健家居的实体模型示意图

该模型由以下三部分组成：首先，是语义丰富的知识库。该知识库可捕获概念和关系，在监视、分析、计划和执行功能之间共享数据，并且有环境和事件的识别和意识，支持语义、推断新事实，使用新信息/新知识动态更新知识库。其次，智能家居实体模型。Web实体语言用于定义类和类之间的关系。它可以使用Web实体语言描述逻辑来确保针对特定概念/情况的决策。最后，是决策。最初，数据是通过环境传感器收集的；然后，对数据进行过滤、汇总和融合；接下来，使用一阶引擎来推断信息。

5.3.5　智能居家医疗保健的未来研究挑战

图5-18所示是传感器和执行器的硬件基础架构，用于解决家庭智能和医疗保健问题的自动系统所面临的未来研究挑战。

（1）在开发具有短程通信功能的传感器和执行器的硬件基础架构方面存在许多挑战。

（2）在更高的系统和计算级别，开发更多的智能有线和无线家庭网络及使家庭智能的自主系统面临挑战。

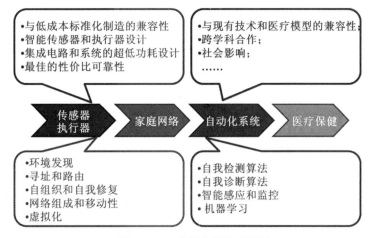

图 5-18　未来研究挑战示意图

由于传感器必须将其数据报告给中央节点，因此需要鲁棒性、安全性的节能性协议。对于人体传感器，关键的研究挑战是能效性、响应性和鲁棒性。

（1）节能性。传感器有时可能需要运行几年而不更换电池，因此低功耗和高能效是重要的性能参数。更高效的电源及能量收集方法或提高现有收集技术的效率可以帮助解决传感器的能量需求。从感测角度来看，传感器的定期睡眠和唤醒可以帮助延长电源使用寿命或延长两次充电时间间隔，同时确保不遗漏重要的监视事件。

（2）鲁棒性和安全性。低成本、易使用的传感器必须能应对不同环境下的工作，一组传感器的全局性活动要能应对单个传感器出现故障的情况。因此可靠的数据融合在无线传感器网络中非常重要，即无线传感器网络必须具有比简单传感器能力总和更强大的能力。鉴于融合数据和提取信息的可靠技术的重要性，计算、通信和存储资源的有效协作也显得尤为重要。

上述三重性代表了开发部署用于老年人医疗保健传感器的关键因素。解决这些挑战要与医疗专家合作，才可以降低成本使老人享受到高质量的医疗保健服务。

5.4　本章综述

智能医疗保健家居使老人居家医养成为可能。智能医疗保健家居的主要目标是使老年人能够在熟悉的家庭环境里享受独立、舒适、健康和安全的生活。通过融合应用信息和通信技术、传感器和执行器、生物技术、医学知识和自主计算技术等，以非侵入性和实时监控的方式对老年人的日常生活、安全保障、医疗保健等诸多方面实现智能化管理。其将有利于及时发现老人潜在的健康问题，以便及早介入治疗进而有效改善老人健康状况；有利于改善老人慢性病的居家护理、康复锻炼，提高老人生活质量；有利于降低老人医疗保健费用支出，减轻家庭精神压力、经济负担和社会医疗成本。此外，智能医疗保健家居还可将医疗保健带到偏远地区和广大分散的农村村落。

当前老龄人口居家医养的医疗保健预警监测技术研究主要针对以下三方面的内容。

第一，通过步行和跌倒信号监测，识别某些疾病的早期阶段特征。未来的研究将使用更多的传感器（腿、手、躯干/腰部的多组传感器）集合来提供一套更完整的步行信号和指标，人们可以据此研究步行信号与各种疾病、平衡和跌倒间的相关性。

第二，通过定量联合监测维持和改善运动能力（尤其是康复阶段）。未来关联智能步行分析系统和智能膝关节监控器的实时信息，不仅可以监测和预防老人跌倒，而且可以让医疗康复专家为个体私人定制出更优化的康复锻炼计划，并进而提出必要活动建议以改善个体生活方式。

第三，通过监测睡眠中重要生命体征信号，评估和改善睡眠环境，以促进老人健康状况的改善。未来将集成更加人性化的即插即用传感设备，以应对生命体征（血压、呼吸、脑电波和运动）信号的监测，研究智能睡眠环境系统的运行结果与现有睡眠监测和分析方法间的相关性，并加强与临床医生的合作，将监测分析结果与睡眠质量相关联，提供可靠性更高的诊断建议。

迄今为止，人们在传感器、执行器、通信技术和信息系统领域已经取得了重大进展，在医疗保健的医学方面也取得了很多成果。未来智能医疗保健家居在自动感应系统、智能信息系统、通信技术与自主计算等的协同集成方面，还需要做出更多努力。

第六章

居家照护——阿尔茨海默病患者安全防护服务包

这里提出一种以嵌入式智能居家系统来确保失智老人在熟悉的家庭环境中享有自主生活的安全防护解决方案。智能居所可以与人互动并执行发出的命令，在紧急情况下立即触发一系列行动，包括启动居所内可直接干预的物理行动、启动报警信号通知监护平台相关人员，以确保老人即时安全和等待救援人员及时到来。解决方案意在改善失智老人生活质量、降低医疗成本的同时，重点增强其对安全性的要求，以提高失智老人对老年生活安全的信心。

6.1 安全防护系统的目标

（1）实施一个创新的安全防护综合系统，以帮助失智老人摆脱困扰自身的因日渐衰老而伴生的身心安全问题，享受"自给自足"的稳定、健康、安全的老年生活。

（2）形成一个开放可访问的智能框架。作为多功能领域（能源、舒适、安全和安保管理）的支持结构和启用工具，其能够与用户交互，了解用户的习惯，监测推断异常行为并对此做出反应，在需要时自动启用报警程序或激活内部检查程序。

（3）与用于定位应用程序的下一代智能对象（SO）集成，交互和分析重要数据，以用于行为分析的技术研究和开发。

（4）采用高级人机交互技术实现自适应的用户界面（以用户为中心的设计），供不同类型的用户访问（为所有人设计）。

为实现目标所要涉及的重要技术飞跃是功能/工具/服务的集成，互操作性，标准化，基于多个智能对象警报的准确性及最终的可访问性。

6.2 安全防护系统的框架描述

安全防护系统的框架可以描述为以下几部分。①物理层：室内智能传感器系列（管理本地化、访问管理、交互和手势分析）；②网关层：系统网关，能够进行智能传感器管理和低级别的互操作；③通信层：将数据发送到负责人类行为分析（HBA）分类和警报管理的基于云的 Web 架构，在云基础架构中使用能够彼此通信的不同智能对象（智能传感器系列），与被辅助的阿尔茨海默病患者/独居老人及其照护者进行通信并执行发出的命令，一旦确认警报信号即时响应满足用户需求。

6.3　安全防护环境的主要特征

从用户的角度来看，安全防护环境的主要特征是非干扰性、瞬时性、自适应性和预测性。安全防护系统重点考虑安全防护内容。它不仅要求能提供传统的警报功能，而且还要求提供对用户活动的控制及使用人脸识别、运动状态识别、声音识别的检测。①非干扰性。安全方面，监测技术在不引起人体不适和不便、不干扰人体感受、不影响生活质量的前提下对生命体征信号和环境信号进行连续监测。②瞬时性。借助检测生理参数（包括呼吸和姿势）的传感器、音频传感器等传感器集合，可以立即识别一个或多个用户是否存在需要医疗的问题。该系统识别出异常情况后，通过其通信系统与专业机构人员进行交互以进行干预，并为遇险用户提供帮助。③自适应性和预测性。人工智能机器能长期学习被监测对象的行为习惯，通过识别阿尔茨海默病患者/独居老人的某些行为习惯及变化，为其做好医疗数据记录，为健康状况评估和判断风险带来更高的准确性。

安全防护系统需要在处理医疗保健方面的安全问题的同时，也要处理家庭存在的任何安全（如电气短路、暖气跑水、水池溢水、煤气泄漏、火灾等）问题，及时提醒用户本人或其他人去照顾他们，并在可能的情况下主动采取行动纠正问题。所需的传感器包括麦克风、摄像机、空气质量传感器、压电地板、RFID、健康监测传感器和其他智能设备等。安全防护系统需要与基本的家庭自动化高度集成，要与家庭自动化标准及最新创新应用相接口。

6.4　安全防护系统的逻辑体系结构

图6-1显示了一种嵌入式居家安全防护智能系统框架的逻辑架构。基于多个传感器的若干不同智能对象在低层处理数据以执行不同的行为分析，这些行为分析在云基础架构中被高层处理，并且能够生成不同级别的警报，如级别1（严重警报——图中黑色）和级别2（非严重警报——图中灰色）。该体系结构的创新在于智能数据融合和各类低成本智能对象之间的互操作性，从而为系统提供

高度的准确性和可靠性。

如果对被监视对象使用非侵入性的监测传感器，通常准确性会降低。解决方法是使用多个监测设备监测相同的行为或活动，利用交叉数据和传感器的互操作性，提高整个系统监测的准确性和可靠性。

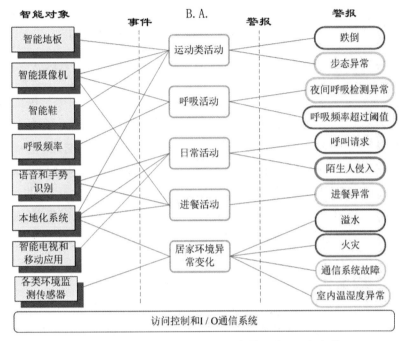

图6-1　一种嵌入式居家安全防护智能系统的逻辑架构

近年来，对国内外基于医疗保健的智能家居项目从舒适性、可用性、安全性方面进行评估后发现[121]，由于规范和标准各异，异构设备之间无法建立通信，这给智能家居领域的发展带来很大困扰。目前这个问题已经在几个方面尝试得到局部解决。

（1）一种智能厨房实施方案[122]，基于OSGi的模块化体系结构，可以构建由小模块设备组成的复杂系统。该系统融合了许多不同的技术来构建智能环境：RFID技术、无线传感器网络、分布式计算、人工智能等。

（2）一种家庭能源管理系统实施方案[123]，用于控制家庭自动化设备（空调、照明设备等）的标准，并通过网关设备进行连接。提供了API（application program interface）和标准协议的使用规范，以促进应用程序的开发和定义开放式体系结构。

（3）国际合作数字生活网络联盟[124]，超过250家计算机行业与移动设备公司间的国际合作，为通过家用电器、个人计算机和移动设备创建的视频共享和其他数字内容制定了通用标准。这些规范主要基于现有标准，如用于资源共享的通用即插即用和连接设备的 Internet TCP/IP 协议标准。

（4）一种用于控制和管理连接到家庭网络的异构家用电器的解决方案。Ishikawa 从移动电话和云服务器的角度提出标准化问题[125]，提出了覆盖网络协议和元数据技术的方法，以统一的方式来控制和管理异构家用电器的技术和标准。为此，建立了点对点通用计算联盟以部署面向事实的标准化的体系结构。

6.5 安全防护系统的架构说明

安全防护系统项目意在提供一种无代理监测、分布式和可扩展的体系结构，能够连接使用不同标准的智能对象，这将允许配备有智能对象的任何房屋都可被添加到集中式管理平台。图 6-2 所示为该系统的常规数据处理、维护和安全架构。平台可以是基于使用 VMware ESX Server（带有远程 Web 管理和客户端管理功能，用来管理硬件资源的服务器）的虚拟化基础架构。其借助虚拟专用网络（VPN）连接，保护家庭和 SaaS（software-as-a-service）平台之间的通信，从而确保数据的安全传输。该平台的主要节点如下：

（1）监控服务器（如基于 Zabbix）；

（2）联系人管理服务器（如基于 Vtiger CRM）；

（3）用于远程管理房屋的汇总数据的演示服务器（如基于 Liferay）。

Liferay 平台、Vtiger CRM 服务器和 Zabbix 服务器都与基于中央身份验证服务器（CAS）的单点登录系统集成在一起。该体系结构提供引入不同智能对象的开发和集成，这些智能对象包括监测/支持用户的日常活动、检测异常情况并最终与用户交互或发送遇险警报的设备。由于每个智能对象的功能特征不同，因此需要有不同的方式和技术来访问收集到的日常生活信息。通信系统的一个重要特征是迅速而完整地提供所有智能对象检测到的所有信息，并在不同对象之间创建链接。属于警报类别的信号必须是实时管理的信息，属于交互类别的信息是用户和周围环境间的交互信息，因后者信息数据量大而繁杂，故有必要使用大容量存储器来保存数据，并且在必要时允许从外部进行传输（如图 6-3）。通信系统的另一个重要特征是模块化，这对于管理智能对象数量和不同类别的系统而言是必需的。它的好处在于方便构建适合于环境特征和用户实际需求的系统。在接收到信息之后，通信系统使用与大多数流行的通信服务兼容的标准技术使其外部可用性增强。

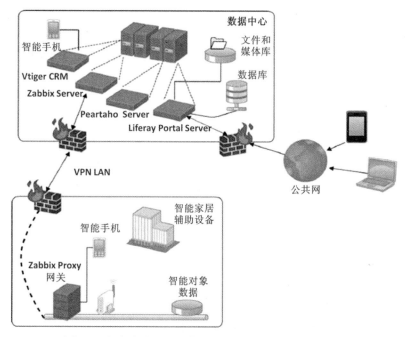

图6-2　安全防护项目的常规数据处理、维护和安全架构

图6-3所示的是由三个主要模块组成的通信系统框图，这些模块共同管理向外的警报、交互和通信。通信系统将检测到危险事件的智能对象信号视为警报信号，该信号具有最高优先级。在警报信号的分析管理中，将危险事件定为最重要事件，如：①跌倒；②心律不齐；③火灾；④水灾；⑤陌生人入侵；⑥求救电话；⑦环境中湿度过大；⑧通信系统故障；⑨所需药品递送；⑩被监测人的习惯异常。对前五种事件，识别这些事件的智能对象会在事件发生时主动触发并自动警报；第六种事件需要被监测人的明确请求，是被动触发；后四种类型事件是在一段较长时间的监测后再采取主动触发、自动报告。

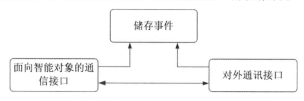

图6-3　由三个主要模块组成的通信系统框图

当用户与家用电器进行交互时，提供了大量有关事件（如用户的姿势、在家中的位置）的更复杂的信息。为了管理这些信息，可使用可以存储全部事件以及在必要时将所有信息传输到外部处理中心的本地化系统。通信管理系统需

要考虑容纳各种智能对象的信息传输技术和多样性的现有系统，能够同时处理各类型传输数据，并具有较高传输速度。智能家居在安装布局时要适当选择可兼容的技术。智能对象与称为网关的通信管理系统之间的接口可直接与智能对象使用的标准兼容连接，然后通过预定义的总线标准与通信管理系统连接（见图6-4）。

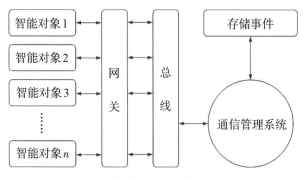

图6-4 面向智能对象的通信接口的框图

根据要传输到外部的信息类型，将通信分为语音通信和数据通信两种主要通信类型。管理通信类型的通道是固定电话网络、移动连接和互联网。语音通信用于报告和管理通过座机或移动电话直接发送给接收呼叫的操作员、朋友、亲友的警报事件；数据通信包括大量一天中所发生事件的历史信息、音/视频等。电话和移动电话网络主要用于语音通信，用于呼叫服务中心；互联网用于数据通信。

为了管理网关与通信系统之间的通信，需使用所有有线和Wi-Fi计算机网络中的标准以太网，原因是它们被普遍使用，具有全球化标准，可提供高达千兆位的极高数据传输率。不仅如此，它还提供有线和无线连接，并且以非常低的成本就可轻松获得实现接口所需的组件。对于与外部的连接，需要实现电话线的标准接口；而对于数据通信，使用ADSL标准调制解调器以及用于无线连接的UMTS模块（见图6-5）。

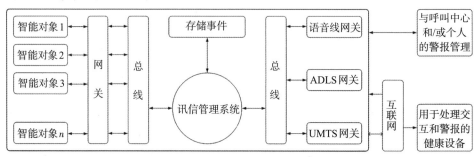

图6-5 外部通信接口的框图

连接智能对象和外部接口的网关已由通信平台直接管理。为了管理与操作员、朋友和亲友的语音通信，需要开发简化的通信系统以辅助主工作平台。

6.5.1　分布式监测

由于系统需要对家庭智能对象（smart objects，SO）进行24小时监测，故可选择服务器系统中的集中监视软件（如 Zabbix），Zabbix 是基于经典代理服务器的体系结构。每个要监视的系统都可以配备一个代理，该代理可以与主监视服务器 Zabbix 持续连接，因此可以非常精确而持续地收集数据。Zabbix 的优点包括：代理和无代理监视，可伸缩和分布式体系结构，可通过插件或代理轻松扩展，基于数据库的监视数据存储，即时生成实时图形的各类警报（在图6-4中，智能对象配备了 Zabbix 代理，这些代理将数据发送到安装在网关中的代理 Zabbix 服务器）。

Zabbix 的灵活性是使其与其他现有开源解决方案区分开来的重要元素，因它允许通过各种标准协议（Zabbix Agent，less Agent，SNMPv1/v2/v3 & 陷阱轮询，日志解析，ODBC，Java，SSH，Telnet）虚拟监视和干预基础架构的任何元素。它还允许通过用户定义的自定义脚本来获取数据。Zabbix 提供了一个可扩展性非常好的监测系统，该系统从传统的集中式解决方案开始，到多个控制节点上的复杂分布式体系结构和代理数据采集，对于在复杂系统接口的安全防护项目非常有用。如果一些智能对象（SO）不允许在其中安装 Zabbix 代理，并且 Zabbix 代理会阻止与服务器的双向通信（即可以将数据发送到 Zabbix 服务器，但不能接收要在 SO 上应用的命令），为了维护高度的互操作性网关，则可添加一个模块，其中包含 SO 的驱动程序，以及一个提供 Rest/Soap 服务的模块，以使这些 SO 都能与 Zabbix 服务器建立通信和交换信息。

6.5.2　数据管理：VTiger CRM

联系人管理服务器（VTiger CRM 服务器）处理居所和用户的个人数据。加载到 CRM 中的信息是安装在家庭单元中的 SIM（subscriber identity module，即用户身份识别卡、智能卡）。GSM 数字移动电话需要装上此卡方能使用。此卡芯片上存储了数字移动电话客户的信息、加密的密钥以及用户的电话簿等内容，可供 GSM 网络客户进行身份鉴别，并对客户通话时的语音信息进行加密，还可以管理个人手机号码和其他信息。对于每个用户，其可管理有关"联系人"的信息，如家庭、医生、120急救中心等。CRM 已连接到 VOIP 总机，因此必须为每个用户插入一个电话号码。接到电话或短信意味着自动打开一个数据信息表，该数据信息表包含以下信息：①呼叫者的姓氏和名字（自动提出）；②与用户关联的联系人；③与用户关联的可用联系人列表以及突出显示的电话号码；④打电话的原因；⑤填写信息表的操作员的识别数据；⑥信息表的状态；⑦默认状态下，管理信息表状态的能力为打开、检查、等待响应、关闭等；⑧对于每次状态更改，都需要输入描述，并自动输入操作员的登录名；⑨管理故障的优先级；⑩管理权从一个运营商转移到下一个运营商的可能性；⑪无论在何处看到联系人电话号码，该系统都允许管理人员进行"点击通话"，即可以通过单击屏幕上显示的号码来快速拨打电话。由一个指向操作员操作协议文档的链接。

6.5.3　数据和警报咨询与流程管理：Liferay

系统使用开源Liferay平台进行管理、配置、警报管理和信息表示。Liferay是一个专注于资源聚合的平台，通常用于应用程序和服务。该平台可以汇总源自SO的通信，通过提供自动警报来促进服务和干预的实现，并根据精确的规范对其进行处理。Liferay通过提供KaleoWorkflow引擎来支持工作流和"开箱即用"的机制。通过Portlet，它可以连续使用功能最强大最灵活的Activiti处理引擎进行替换。

6.5.4　警报与交互管理系统的开发

系统需要开发使用GSM和GPRS技术的外部语音和数据通信接口，以及用于编程和监控接口的云服务。由于包含所有必需的要求（语音和数据通信），因此该选择是移动网络上的混合解决方案，项目应包括两种类型的接口：①GSM-GPRS通信接口；②云服务，用于接口的远程管理。为了简化界面主要功能的管理并监视通信平台监测到的信息，需开发可通过任何浏览器访问的云服务。图6-6所示为从SO导出的数据与外部世界之间的通信方案的框图。

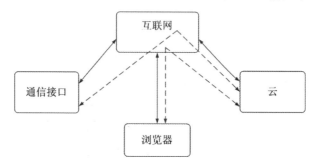

图6-6　从SO导出的数据与外部世界之间的通信方案的框图

1. 通信接口

该接口使用能够管理语音和数据通信的 GSM-GPRS 模块。为了与电话、拨号器等通信设备相连接，要开发标准电话线的接口，同时为数据通信提供了 USB 2.0 端口，该接口还提供电源输入，即使在没有电网的情况下也可以正常工作。通过 USB 连接器，可以连接从 SO 收集所有信息的通信系统。

2. 云服务

开发云服务是为了管理通信接口的所有功能并控制传输的信息。与传统的技术设备管理系统相比，云服务具有多项优势，可以简化其管理功能。实际上，没有必要安装特定的软件，通过可以访问互联网的智能手机、平板电脑、个人计算机或其他设备，使用浏览器，无线连接本地或远程登录，在浏览器的首页输入云管理门户的网络地址，然后打开一个表单，用户输入用户名和密码。一旦进入通信接口的专用区域，就可以使用所有预期的功能。①安装说明：名称、位置等；②功能：在哪里发送短信的电话号码，安排时间表，向接口发送消息；③监视系统状态：SO 的状态、上次传输的数据等；④记录在 Web 服务器上激活的事件；⑤交互管理：提供有关各种事件（如受助者的姿势、受助者的位置）的大量而复杂的信息交换。

3. 异构设备之间的互操作性

家庭自动化（HA）以创建具有多个智能设备的集成环境，为家庭居住的有需求用户提供帮助为目的。家庭自动化需要集成和连接多个硬件设备：基础设施中的家居设备和环境传感器。实际情况表明，这些硬件设备既缺乏标准化协议，也缺乏可互操作的通信方式，并且获得这些功能所需的硬件成本高昂。目前电子技术的发展为环境辅助生活应用已经提供了大量低成本的传感器和硬件设备。这一方面对使用嵌入式传感器的自定义应用程序的开发产生积极推动作用，另一方面必须考虑不同设备的生产商提供的硬件、软件及与之相关接口之间的互通，以便于提取有用信息。在大多数情况下，数字电子设备的结构是不支持自定义传感器与系统的多样性组件直接连接的，但在智能环境中，要求数据处理单元必须能集成以智能方式从硬件设备中提取的所有信息，互操作性成为关键要求。为了使所有信息相互关联，需要在对硬件设备（传感器、执行器和家庭自动化设备）实现物理管理的基础上获取更高的设备信息处理能力。系统网关将连接以下通信总线：①面向数字设备，如以太网、SPI、I2C、UART、RS-232 / 485；②面向硬件设备；③倾向于家庭自动化标准。这些要求带动系统网关不断开发，以实现项目中不同元素的完全集成。

6.6　安全防护系统中的智能对象

系统定义了一系列智能设备，每个智能对象既可以独立工作，也可以便捷地连接到系统体系结构中。系统可以开发并集成以下智能对象：①本地化系统；②具有跌倒监测和定位功能的智能地板；③RGB和RGB-D智能相机，用于分析用户在环境中的位置、姿势及相互作用；④具有定位和运动分析功能的智能鞋；⑤用于智能家电设备信息管理的应用程序；⑥用于语音识别的音频分析系统；⑦手势分析系统；⑧呼吸频率分析系统；⑨视频通信系统（可在紧急情况下使用）。

6.6.1　本地化系统

确定最适合安防系统的天线和频率后，将来自本地化系统的信息与楼宇自动化平台进行集成。可将RFID标签插入小巧的遥控器，因其常常由居家老人或残疾人随身携带（如放在轮椅上或挂在脖子上），通过遥控器不仅可以命令和操控设备（远程控制），还可确定人在家中的位置。这样自动化管理平台可以随时知道用户在家中的位置，并能够处理由本地化系统获得的各种信息。遥控器通过标准的蓝牙与楼宇自动化平台进行通信，通过无线传输将信号发送到中央系统。

6.6.2　具有跌倒监测及定位功能的智能地板

安全防护系统采用可以对用户移动做本地化分析的地板。在智能家居环境的地板中嵌入传感器（据韩国的一篇智能医疗家居计划报道中提到：居家各房间沿途布局一些用于监测环境和生命体征的传感器、用电器和地面发光二极管等），该传感器可以检测用户个体的位置和移动行为，未来技术还可支持收集新的信息功能。已有文献中提到在其他系统中有使用红外运动传感器、超声设备、摄像系统和图像处理来检测房间中个体的运动。然而由于光照条件不同，室内家具易引起监测盲点，使红外和超声设备存在需要技术攻坚改进的问题；摄像和视频图像处理系统存在计算数据量大和缺乏隐私保护等问题；此外如果是基于振动传感器的系统可能还会遇到跌落冲击较小时达不到触发要求的问题。因此安全防护系统中提出采用智能地板，以获得更直接的监测结果，并对传输结果做即时本地化处理，以减少老龄个体跌倒后的等待时间，实现居家安全防护的任务。

智能地板压力感测系统不仅可以感知有关用户的信息，还可以感知有关物体的信息。得益于智能地板，系统可利用用户的生物特征压力数据对用户在特定空间内的运动进行准确定位、跟踪和跌倒检测。通过有关地板表面压力分布和时间的组合信息，可以识别危险情况。当房间嘈杂和光线较暗时，智能地板也可以正常工作。通常用于识别和跟踪的算法简单，且计算量不大。目前实验室原型中已有将电容传感器集成于聚合物支撑物上，然后将该支撑物插入实木和浮动镶木的木质部分之间的智能地板的相关研究。

通过多个传感器激活来检测跌倒情形，根据传感器被激活，然后被禁用的反复情况来判断报警信号是否发出。日常生活中，当个体跌倒时会多次激活传感器，此时如果多个传感器均未禁用，则表明人员还停留在地面上，系统会自动发送警报。当人员再次恢复站立状态时，传感器被禁用，不会发送警报。

未来的发展，可以通过智能地板观察老人每天在室内的行进路径来控制老人在家中的行为。当与老年人行走有关的信息出现异常，如出现不正常的位移表示老人记忆力下降，出现行走时一步与另一步之间的平均时间与正常值不同表示老人处于异常情况，系统发出警报。

6.6.3　具有行为姿态监测功能的RGB和RGB-D智能相机

前文叙述中已提到，通过使用多种监测设备监测相同的行为或活动，使用交叉数据和传感器的互操作性，可提高整个系统监测的准确性和可靠性。因此除上述智能地板外，可适当考虑其他检测跌倒和行为姿态的技术。如目前常用的可穿戴传感器监测，这种使用陀螺仪和加速度传感器的监测设备经常会因为日常生活中的某些活动表现出监测数据快速下降，可以归类为惯性传感器在检测器中被视为跌落的情形而产生错误警报。此外还有基于数字成像系统的监测技术。这种技术基于视觉系统的方法，采用CCD摄像机、专用全向摄像机、多镜头摄像机和立体摄像机。这些方法一方面在尊重隐私上存在一些问题，另一方面在光线不足或夜间照明条件下作用有限。基于这种方法的一项改进是采用自动RGB-D视频分析系统，RGB-D摄像机即使在黑暗的房间中也能提取深度图像，同时起到部分尊重隐私的作用。安全防护系统的物理体系结构可以采用安装在顶视图配置中的RGB-D传感器获取信息，以嵌入式系统管理传感器获取信息的过程，在摄像机视图上对人员进行深度流提取。RGB-D摄像机安装在据地板上方3～4米处，与用于手势识别的前视图配置相比，传感器的位置处于待分析区域上方更适合视图配置，从而减少遮挡问题。

6.6.4　具有定位和运动分析功能的智能鞋

可穿戴电子设备用于监测个体活动，包括监测人体健康状况，提取人体运动、地理定位等与安全有关的信息，并将采集的数据存储于微控制器中。可穿戴电子设备中最有效的能量收集系统是使用插入鞋子中的能量收集系统。这些系统安装在鞋底中,在步行和跑步过程中会受到压力。通过压电元件和电磁感应系统,该压力可以产生大量的电能,不仅可用于复杂的监控系统,还可以解决传感器电能供给问题。通过多传感器智能鞋获取的步行和跑步过程中沿鞋底的压力分布数据,其本质是一种前后之间存在相互关联的时间序列。通过分析一段时间内运动数据的变化情况,可以对被监测对象具体的运动行为进行识别或预测,也可以对肢体的运动细节进行解析。

长短期记忆网络(long short-term memory,LSTM)是在时间递归神经网络中引入记忆单元后的一种神经网络,其通过遗忘门使得在网络训练时梯度能够收敛,而通过记忆单元能够保持长期的记忆。LSTM十分适合处理长时依赖时间序列。多传感器智能鞋的核心部分包括压力鞋垫模块、无线传输模块和运动数据接收软件。智能鞋对足底压力及足部加速度和角速度数据等足部运动数据采集后,通过蓝牙通信将数据发送到数据接收软件,并对运动数据进行显示和存储。通过多层长短期记忆(LSTM)网络建立的行为识别模型可实现对跌倒的监测,对静坐、站立和行走等基本运动行为进行识别及对外报警功能。

6.6.5　用于设备信息管理的智能家电

智能家居的家用电器设备离不开智能化管理:①日常生活管理,如对空气、水、温度、湿度等生活环境进行调控的智能空气净化器、智能水表、智能温控、智能空调等;②处理日常家务,如能洗衣、做饭等的智能洗衣机、烘干器,智能冰箱、灶具,智能微波炉、电饭煲等;③个人健康及护理,如智能洗浴设施、智能药物存储等;④社会交互,如对来自家人、朋友以及社会的关心和帮助的强烈需求,更加需要通过智能手机、智能电话、电脑、智能电视等进行辅助。

将众多智能家用电器纳入智能家电系统,在系统组件层面,系统模型被划分为装置、网关、后端系统(平台)、应用与服务、智能家电信息系统及其他信息系统。①装置:系统中执行某种(要求的)功能的具体要素或要素集合。装置可通过系统内部网络与网关相连,并通过网关与后端系统交互数据和指令,也可直接通过互联网与后端系统交互。装置可包括用于用户个人健康、舒适及安全的装置及传感装置。连接装置和网关的系统内部网络可以为Wi-Fi、蓝牙,或其他类型的无线或有线网络。②网关:专用于智能家电系统的网络设备,在连接装置的系统内部网络和连接后端系统的互联网之间实现网络互联与数据交换的装置。单个网关可连接多个装置,在装置间收集、分析数据及进行数据共享和预警,并执行装置和服务平台之间的数据交换和指令交互。③后端系统

（平台）：涵盖了若干功能性组件，是通过互联网直接从网关、装置上收集数据的系统。该系统也可实现网关或装置（如固件升级）的远程管理，使智能家电信息系统同其他信息系统交互。④应用与服务：应用被定义为同用户交互的程序或应用，或在网络基础设施内部传输或交换数据及信息；服务则是系统为客户创造附加值的行为或功能，例如系统配置和维护。⑤智能家电信息系统：收集技术及人的资源，该资源可提供某种智能家电系统服务所需要的信息存储、分析、分配及通信。一个智能家电信息系统可以包含各种类型的个人信息。⑥其他信息系统：例如健康信息系统，收集智能家电系统服务之外的技术及人的资源，提供所需要的信息存储、分析、分配及通信，为老年人智能家电系统服务接入各种外部资源。

智能家电系统在应急保障方面主要体现在：①外观标识和使用说明中应包含需要辅助时的相关组织联系信息。②系统应具有在某些条件被触发时，自动通知应急联系人的功能。通知方式应能持续引起应急联系人的注意和响应。③系统应支持由用户指定应急联系人、联系方式和各种紧急情况下的应急联系顺序。④系统向应急联系人发出信息时，应同时提供辅助判断老年人和智能家电系统状态的必要信息，并在必要时提供可能的远程系统操控手段。⑤系统应在应急联系人响应后，提供用户与应急联系人的语音通话功能。

6.6.6 用于语音识别的智能控制系统

语音识别分析系统可以识别人类的语音信息，按照人的主观意愿去为老年人提供服务。机器设备识别到人的语音命令后在无人干预的情况下能通过预先设置好的控制程序自主地驱动智能机器设备，实现控制目标的自动控制。智能居家环境采用麦克风这一用户使用最友好、侵入性最小的传感器，为那些行动不方便、不熟悉信息操作技术的老人通过语音来操控智能系统提供了可能。如通过语音操控房间内的一些基本电气设备（门窗、空调、照明灯具、电视、洗衣机等），在紧急情况下的语音呼叫，可以更快速地在第一时间帮助用户建立起与家人或服务中心的"请求帮助"通信联系。

1.语音识别智能控制的实现途径

实现语音识别智能控制技术有两种比较理想的途径：一是根据实际由国家制定切实可行的行业标准，推出专门的语音识别助手，能识别各种语音指令，能与人进行对话交流。从目前看来，最便捷可行的是在手机上安装专门的控制软件，用户可根据实际需要增加或删除对应的控制软件。当人与手机进行语音沟通交流确认后，手机利用无线信号通过混合云平台，按照人的主观意愿自动对智能机器设备等发出指令，当智能设备识别到人的语音指令后自动按照人的主观意愿去工作，为人类提供衣食住行等服务。这种语音识别助手功能强大，各种设备只需要加入无线控制接收控制模块即可，不需要加入语音识别控制模块。这种方法理论上是可行的，比较系统，但需要投入大量的人力物力研究开发控制系统，投入成本会比较高，要达到控制自如的程度，需要系统化的研究结合实践，当社会发展到一定程度才会广泛应用。二是在各种现有养老设备或新开发的设备上加入语音识别智能控制模块，当智能设备识别到人的语音指令后，通过Wi-Fi模块或蓝牙模块自动对智能机器设备等进行个性化智能控制，让其按照人的主观意愿去工作。这种方法目前看来切合实际，不需要加入无线接收控制模块即可，控制相对简单，成本相对降低，但具有一定的局限性，只能针对某一特定智能设备，不够系统全面，需通过Wi-Fi模块或蓝牙模块控制电源通断。

2. 语音识别技术

语音识别系统是一种模式识别系统，包括特征提取、模式匹配、参考模式库等多个基本单元，其基本结构见图6-7。

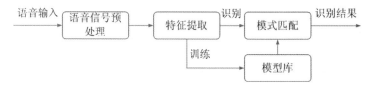

图6-7　语音识别的过程

语音经过话筒转换成电信号后加在识别系统的输入端，经过预处理，再根据人的语音特点建立语音模型，对输入的语音电信号进行分析，并提取所需的特征，在此基础上建立语音识别所需的模板。在识别过程中要根据语音识别的模型，将存储器存放的语音模板与输入的语音信号的特征进行比较，根据搜索和匹配策略，找出最优的与输入语音匹配的模板。然后根据这个模板的定义，通过查表就可以给出识别结果。

（1）红外激光面纹语音识别

为提高高噪声环境下语音识别的准确率，可以加入红外激光面纹语音识别技术，即依靠人体生物特征作为算法实施语音关联，滤除无用信号，传输有用信息的语音识别技术。具体实现：第一步，用麦克风采集用户声音及环境噪声。第二步，首先建立人体面貌的面相档案，即通过红外激光面纹识别扫描系统扫描人脸特征获得样本人脸数据信息，对获得的人脸数据信息进行处理（如进行去噪、数据平滑等处理），并将此面相文件形成"面纹编码"存储起来。其次，获取当前的面相，即通过CCD摄像机捕捉当前人员面相，将当前的面相文件形成"面纹编码"。最后，用当前的"面纹编码"与图像库存的进行比对。上述"面纹编码"方式是根据脸部的本质特征工作的，这种"面纹编码"可以抵抗光线、皮肤色调、面部毛发、发型、眼睛、表情和姿态的变化，具有很大的可靠性。从三维数据中对采集的人脸数据进行特征提取，对提取后的人脸特征进行分类识别，与训练集匹配后输出识别结果，通过电子技术从混合的声音频谱提取出用户说话的声音的频谱并分离出来。第三步，通过微处理器将用户声音转化为计算机指令控制智能机器设备按照用户主观意愿运行。（见图6-8）

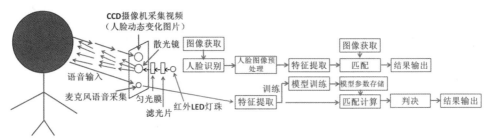

图6-8　红外激光面纹语音识别技术原理图

（2）通过扫描人体面纹特征变化判断发声信息

①红外激光扫描系统面纹特征变化。人体生物特征识别阈目前主要用到的是口唇、颌骨、咽喉及面肌部位等的振动关联性生物解析技术，其通过解析人体声音的基频以及各种谐波与泛音，可以很好地识别声音的DNA。由于这些特征具有人体所固有的不可复制的唯一性和稳定性，因此不可能复制、失窃或被遗忘。故利用人体的这些独特的生理特征能准确地传输目标声音，把无用的声音给过滤掉，最大限度提高通话的可信度与鲁棒性。

② 人体面部振动检测。面部各肌肉群发音振动检测是指在动态的场景与复杂的背景中判断是否存在声波传输面相，并分离出这种振动函数与算法。一般有参考模板法、人脸规则法、样品学习法、特征子脸法、人体面部肌肉群跟踪、人体肌肉群面貌对比等几种方法。

采用这种红外激光面纹语音识别技术可使得人机语音交流不易受到环境的干扰。目前语音识别智能控制技术已经成熟，智能机器设备只需增加语音识别模块即可实现语音识别智能控制功能，可广泛应用于各种智能养老服务设备上，具有极大的发展潜力。

6.6.7　手势识别分析系统

手势识别作为智能设备/计算机的输入信号，可以缩短智能设备和用户间的距离，降低人类对设备操作的难度，提升智能设备的应用效率。针对失智老年人/残障人士使用各类设备存在的机体和技术障碍壁垒，手势识别是在自然语音交互之外能提供一定便利性的一项新型交互技术。它可以让用户通过不同的手势与设备/计算机之间进行交流，设备根据人的不同手势做出不同的反应，执行不同的操作。手势识别在智能监控、机器人控制、人机交互、手语识别、视觉环境操作等领域均能发挥重要作用。

目前手势识别主要有基于计算机视觉、基于超声波和基于惯性传感器三种实现方式。这里以基于计算机视觉的实现方式为例给予说明：首先通过一个摄像机获得视频数据资源，接着将数据视频资源通过手势验证和数据流分享到检测数据的程序，系统之后会根据手势输入的流程和交互实验模型检测手势是否可用，再将手势从视频信号之中切换回来，根据手势模型进行手势分析，包括特征检验和参数模型评估。在数据识别的过程中，会对参数模型的手势设置进行评估，最后对根据系统生成的模型进行评估。根据生成的数据进行描述，根据描述对应用进行指令。

1. 手势识别的流程

基于计算机视觉的手势识别方法通常包含数据采集、数据预处理（检索分割）、特征提取、手势分类（分类算法）、识别输出（人工语法）几个不同阶段。数据采集阶段：由摄像机镜头对数据进行采集。数据预处理阶段：系统将摄像头采集的视频进行帧分离处理，把单一手势图像从视频帧中分离出来，并对数据做平滑、锐化等预处理。然后检测是否有手势图像，如果检测出手势图像，则将手势图像与背景进行分离处理。特征提取阶段：对手势进行特征检测，再用对应的手势模型来估算出相应特征参数。手势分类阶段：通过特征提取与模型参数估计，利用各分类算法将参数空间中的点或轨迹分类到不同的子空间中。识别输出阶段：最后将识别信息转化为最终描述，通过相应的描述驱动对应程序。基于视觉的手势识别流程见图6-9。

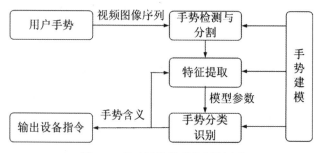

图6-9　基于视觉的手势识别流程

2. 高价值特征提取技术

针对视觉的手势识别重点在于图像处理，特征在手势识别建模过程中起着十分重要的作用，手势的特征提取直接影响最终的识别结果。人手特征分为基于图像外观的特征和基于人手模型的特征。基于图像外观的特征简单易操作，基于人手模型的特征可以识别更复杂的人手动作，但要求是深度图像，最终算法的准确性由特征良好性决定。若用手工选择需要专业知识和大量时间进行调整，十分困难，完全凭借运气和经验。深度学习是机器学习的新领域，深度学习构建的模型具有多层结构，原样本空间经过对海量数据的训练逐层转换为一个新的特征空间，从而能学习输入数据中更有用的深层特征。通过深度学习算法限制玻尔兹曼机对维数较大的手势轨迹进行特征提取，进而使用神经网络进行训练识别，比单纯使用神经网络算法识别率要高。

对于上述手势识别流程中的特征提取、手势分类识别和手势建模，通过深度学习算法可对传入的手势轨迹进行高价值特征提取，数据特征可用向量等表示，接着通过对处理后的轨迹进行样本训练获得分类器，然后通过分类器对提取后的高价值特征数据进行分类识别。

3. 目前存在问题

（1）系统可靠性不足。复杂的背景颜色、噪声环境以及空间不足等问题都会直接影响到手势识别系统的可靠性，这一问题直接限制了手势识别技术的应用环境。同时不同人群会有不同的手势习惯，这导致手势模型的描述能力受到约束，在手势预定义动作较多的时候，对动作模型的泛化能力需要进一步研究与探讨。

（2）实时性与小型化的挑战。在一定条件下，基于视觉的手势识别技术表现出了最佳识别性能。但该方法需要进行图像获取，且算法复杂度较高，普遍存在硬件要求较高、实时性能不足的问题，这也是手势识别在移动智能设备与可穿戴设备中没有得到广泛应用的原因之一。因此，实时性与小型化成为手势识别技术未来发展中的重要挑战。

6.6.8　无创呼吸频率分析系统

呼吸频率能够反映出人体的健康状态，它被认为是许多病理的重要预测参数。监测人体的呼吸频率对于一些相关疾病和突发情况的及时诊疗有重要意义。临床上常见的与呼吸相关的疾病有睡眠呼吸暂停综合征（SAS），它是一种睡眠过程中患者发生呼吸暂停的睡眠障碍。通过对人体睡眠过程中的呼吸活动进行检测能够提前发现相关预兆，减少SAS导致的不可逆转的脑损伤甚至死亡风险。把呼吸频率的监测运用到家庭化和便携式监测中，也是居家医养安全防护必不可少的内容。

国内学者刘永凯等[126]提出了一种基于可穿戴设备和智能手机的呼吸监测系统。

1. 系统整体结构

无创呼吸频率分析系统主要由穿戴式设备和智能手机两部分构成，系统结构见图6-10。可穿戴设备通过主控芯片，控制加速度模块工作，采集用户呼吸过程中的加速度数据，然后通过低功耗蓝牙与智能手机建立通信，进行数据传输。智能手机接收到加速度数据后，在后台处理数据，进行呼吸监测，并及时反馈呼吸情况。

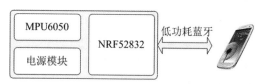

图6-10　无创呼吸频率分析系统整体结构框图

2. 系统工作流程设计

（1）数据采集与传输流程

穿戴式设备通电开始工作，首先进行加速度计、处理器（定时器、蓝牙）等模块的初始化。初始化完成后，处理器打开定时器，控制加速度计按设定采样频率采集数据。数据采集完成后，将其通过TWI协议的方式传输到处理器中，进行数据的打包，然后利用低功耗蓝牙把数据包发送出去，智能手机端软件接收蓝牙数据包，并进行下一步处理。

（2）低功耗蓝牙通信流程

与普通蓝牙相比，低功耗蓝牙有成本低、功耗小、兼容性好等优点。低功耗蓝牙通信流程：首先，初始化。该初始化包含广播、连接参数、GAP层、服务等初始化配置。初始化主要是为蓝牙通信设置一些参数，包括蓝牙设备名称、广播间隔、蓝牙服务的 UUID（universally unique identifier）等，以便于和智能手机连接。其次，建立通信。初始化完成后，蓝牙按照设定好的参数，通过天线向外发送广播信号，等待连接。智能手机端打开蓝牙，进行搜索，如果搜索到的蓝牙名称和UUID均与设定相同，则建立连接，实现通信功能。最后，数据传输。通信建立后，可穿戴式设备就通过蓝牙广播的方式发送数据，智能手机端接收到蓝牙数据后，就可以解析读取广播包，从而获取数据。

3. 智能手机软件功能设计

智能手机采用 Android 平台，手机端软件功能主要包括蓝牙连接、数据传输、图形显示、数据存储、异常报警等。蓝牙连接和数据传输功能用来和可穿戴式设备进行通信连接和数据接收；波形显示能够在手机屏幕上实时显示加速度数据随时间变化的图形；数据存储能够保存智能手机接收到的加速度数据，便于以后的长期分析研究；异常报警能够在监测到用户呼吸频率发生异常时，及时发出警报提醒用户。

4. 呼吸检测

（1）数据采集。测试者佩戴可穿戴设备平躺在床上，进行数据采集。智能手机与可穿戴设备建立连接后，测试者按照数据采集要求屏息—呼吸，完成一次数据采集。

（2）呼吸检测算法设计。随着呼吸，人体的腹部会起伏运动。人体吸气时，肋间外肌舒张，横膈膜下降，扩大胸廓，腹部隆起；呼气时，肋间外肌收缩，横膈膜上升，胸腔缩小，肚子缩小；而呼吸暂停时，胸廓运动消失，气流消失。将加速度传感器贴附于胸腹部上，伴随着胸腹部节律性运动，传感器通过检测这一运动来实现对胸腹部运动的监测。由原始加速度数据图形可以看出，呼吸运动是一种比较均匀的运动，因此可以通过检测图形的波峰点位置，进而检测呼吸的次数和频率，具体实施方式：① 数据预处理，采用平均滤波方式对采集到的加速度数据进行滤波处理；② 设定判断阈值 T 和判断步长 L；③ 判断上升沿和下降沿；④ 判断呼吸，当呼吸下降或上升到某个阈值以上时可以触发警报。

这种穿戴式设备利用加速度传感器采集人体呼吸运动的加速度数据，并利用低功耗蓝牙方式发送到手机端；手机端软件能够实时接收呼吸运动数据，根据建立的呼吸检测算法计算出呼吸频率等相关参数，并绘制出呼吸运动波形，进而达到呼吸监测的目的。此外，智能手机可以对接收到的呼吸运动数据进行存储，便于对用户的呼吸活动进行长期的分析研究。

国外有学者还提出过一种使用电磁（EM）技术的监测方法，该技术可以在相当远的距离（几米）外进行非接触式测量。它的优势在于：可以透过床单、毯子、衣服等对 EM 波透明的普通织物进行测量；可以将 EM 系统安装在房屋内部并在不会损害用户隐私的情况下测量；可以隐藏在墙壁或天花板中测量，这样不会对安装该系统的房间外观产生重大影响。该解决方案的局限性在于：出于成本原因和降低电路复杂性的考虑，要采用两根天线而不是单个天线；系统体积大，必须小心解耦天线，以防止发射的信号直接进入接收器（RX）通道。

6.6.9 紧急情况下的访问控制系统

为避免居家医养的老年患者/独居老人因遭遇意外风险而处于不能配合外界援助的被动状态，智能医疗之家还需要采用紧急情况下的访问控制系统。该系统可由以下设备组成。

（1）电话设备：需要提供自动响应机制，可自动激活预设号码（如患者生病时很有用）。它能简化与亲友、照护人员、医院、社区服务中心等的通话操作。

（2）GSM和控制电气网络设备：基于全球移动通信系统（GSM）设备监视家庭电气网络的状态，并且在发生中断的情况下，自动将SMS发送到预先定义的号码。该设备还可以将任何类型的信息直接发送到专用Web云服务器。

（3）带有智能读取器的视频输入设备：该设备允许通过RFID感应读取器进行访问控制。智能对象可以直接连接到电话线或分机GSM设备，当有来电时，可以通过键盘输入特定密码来接听并打开门。它还能够直接从本地网关接收"警报"存在或不存在的信号，从而启用或禁用一系列RFID卡和"通行证"访问代码，以允许救援人员进入。

6.7 安全防护系统的场景描述

在这里我们将结合上述内容描述一种智慧医疗之家安全防护的可能场景，它是对不同智能对象之间的交互以及发生特定警报时所产生的事件链的一种描述。该示例场景将展示整个居家安全防护系统如何对警报事件做出反应，房屋网关如何并行地自动协调许多旨在保护老年人的动作序列的能力。

我们假设一个独自在家中居住的老人跌倒在智能地板上，跌倒后无法站起。这时智能地板通过其传感器检测到有人跌倒在地，然后向充当通往房屋外部的接口的中央网关发送警报信号。接下来，中央网关执行以下三个任务。

（1）将警报消息发送到自动总机。该总机能够以完全自动的方式开始拨打医疗专业人员的电话。通过虚拟助手，操作员可以知道发生的事故类型。虚拟助手仍在等待接收消息或语音通知。总机此时发送短信，以提醒老年人的亲友。

（2）将警报消息发送到Web云平台以进行远程管理。Web平台还将自动将跌倒情况通知自动交换机，以获取不同级别对应的警报响应机制。云服务允许主机维护由智的对象进行的所有活动的历史纪录，然后还可以验证先前的呼叫并控制救援时间。

（3）将警报消息发送到住宅的可视电话。该电话会自动启用为此类警报预先定义的RFID标签阵列。具有RFID的医疗保健提供者只有在插入其通行密码后才能进入被援助者的家中。

（4）当操作员收到呼叫警报时，可以尝试呼叫配备GSM单元的患者，可以自动响应电话并设置免提电话。这样操作员可以听到房屋内部（电话周围）发生的情况，并可以进行沟通以使患者放心。

图6-11所示为从意外事件发生直到获得帮助的行动序列场景示例。

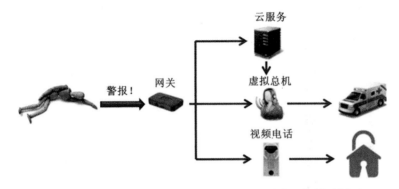

图6-11　从意外事件发生直到获得帮助的行动序列场景示例图

6.8　本章综述

本章描述了一个包含多个智能对象的居家安全防护系统。该系统提出一个可互操作的嵌入式智能系统的创新思想，其中不同的低成本智能传感器可以分析人类行为，以迅速响应用户的需求并获得可用于将来处理的统计数据。主要目标是为了辅助生活应用程序平台的开发和实施，从现有平台的集成出发，扩展了智能对象互操作性的概念。

一个理想的居家安全防护系统涉及接口灵活性，即使用不同设备向智能医疗之家发出命令的能力。命令不再绑定到物理电缆，而是能随消息和信息一起发送，以便不同设备可以并行激活相同的功能。接口的灵活性意味着无论居家安全防护系统的配置和功能如何，都可以选择最适合用户需求的控制设备。对于肢体功能出现障碍的老人，这意味着可以充分利用其尚存能力，使用适合自身的接收或发出命令形式。所有人都可使用旨在适应不同残疾状况的专用设备，例如那些只能移动手臂，只能使用语音或通过计算机、智能手机终端进行交互的人。为了发送命令，许多设备都使用专用的红外线传输，就像家庭中存在的大多数遥控器那样，为此，只需提供一个红外线接收器就可以将它们集成到系统中，而无须特别的操作。这样既可以确保为老人设计了具有特殊安全防护解决方案的智能居家，也可使老人享有宜人的居住环境。

安全防护系统需要解决的创新突破点：①需要开发适合居家的无创、非侵入式、使用便捷的高科技监测产品；②将传感器系列用于阿尔茨海默病患者监测，实时收集用户活动的基本数据，将该数据与用户常规活动数据自动匹配，使用机器学习方法对正常和不正常行为进行分类；③通过智能数据融合和不同低成本智能对象之间的互操作性，提高整个系统的准确性和可靠性。

第七章

出行安全——阿尔茨海默病患者走失应急服务包

阿尔茨海默病患者的走失行为大多是不可预测的，其不仅给家庭造成压力，而且还会因本人失去判断力和解决能力不佳，导致患者受伤或处于危险之中。

7.1 对阿尔茨海默病患者走失的认识

7.1.1 走失模式的特征

一项对走失后安全回归案例的研究表明[127]，阿尔茨海默病患者走失模式具有三个特征：①距走失地点1.5公里范围内找到的概率较大；②走失人员沿途很少留下线索，他/她们通常不会主动寻求帮助或大声呼救；③走失人员通常不会远离道路。由于他们在保护自身人身安全方面的知识和技能已经受损，在外独自游荡期间生存机会降低，因此在走失的最初24小时内立即进行全面搜索是非常重要的。有研究报告显示[128]，大约1/5走失的阿尔茨海默病患者发生交通事故，约有1/3的走失人员遭受跌倒和体温过低等伤害。此外，发生走失情况时，其照护者也会经历心理困扰和焦虑。

7.1.2 预防走失现行策略

如何采取一些有力的预防策略来预防走失行为发生，这是照护人员、家庭成员不得不面对的现实问题。通常采取的预防措施如下。

（1）限制阿尔茨海默病患者的行动能力。产生的负面后果是患者跌倒、躁动、破坏性行为增加以及自残等，且这项措施极大地损害了患者的尊严和自主权。

（2）制定安全区域的步行计划，规划漫步的路径，进行环境改造等。这些措施虽然为患者所接受，但需要更多的监督资源和物质资源。

（3）使用电子跟踪设备。使用随身智能设备进行安全区域设定和警示，结合信息通信技术策略进行搜索和救援，但存在涉及患者和家庭隐私问题的争议。

现在大多数关于走失的研究都是在长期护理环境（养老院、医疗机构）中进行的。如果患者是采用居家照护或社区照护方式，与专业的长期护理环境相比，社区/居家的安全防护和人力资源水平通常比较低，因此预防走失和寻找走失人员也就变得更加困难。

7.1.3 走失行为的发生方式

①患者独自一人离开家而未被注意到。②患者离开家庭照护者，在户外活动中迷路了。③走失前有明显情绪和/或行为症状，如出现妄想行为。从走失寻回人员那里能获得的信息（涉及他们去过的地方及失踪时所做的事情）通常非常有限。

7.1.4 走失行为发生后的搜寻程序

家庭照护者一旦发现阿尔茨海默病老人失踪，通常会立即启动多种搜索策略进行搜索：①大多数照护者在附近搜索；②一些照护者寻求其他家庭成员和居住区保安人员的帮助，以加强搜索效果和扩大搜索范围；③在走失者有手机的情况下照护人员试图联系找到他/她们；④在走失最初的几小时内在邻近地点或可能去的地方没有搜寻成功，则大部分照护者向警方寻求帮助。

警察可以使用更广泛的交通工具，进行大范围的搜寻：①要求出租车、汽车、火车和船运公司等予以协助，要求驾驶员注意街道上漫无目的游荡的具有相关特征的人；②在走失人员可能出现的区域张贴寻人启事；③在主流媒体平台（电视、广播、网络）发布协助寻找公告等。

7.1.5 随后的预防策略

所有的走失人员家庭都会引入一些预防策略，以避免将来再次发生走失行为。常采用的策略：①佩戴智能定位识别物（手环/项链/鞋）；②配备随身手机；③每次户外活动都安排陪同人员；④锁上房门以防止个人离家；⑤安装复杂的锁，限制患者自行开锁离家；⑥房门安装警报器；⑦安排临时性社区日托/暂托；⑧雇用家政工人照顾走失人员。尽管如此，失智人员的照护者指出：有些策略不切实际（如失智人员无法交流或操作手机困难），另一些策略会引发不良后果（如将其锁在家中会使失智人员变得烦躁不安）。

信息和通信技术的进步已经支持我们使用具有全球定位功能的手机和侵入性更小的其他跟踪设备作为有效的预防走失手段。家庭照护人通常会接受使用这些追踪设备来保障患病亲人的人身安全。有待提高和解决的问题是定位失踪人员的可靠性和准确性。

7.1.6 预测走失的可能因素

预测走失的可能因素是失智人员的行为症状表现，主要是一些非攻击性行为，如激动、无目的徘徊、不断搜寻、出现妄想行为、反复向门窗外看、测试锁着的门、无故穿上出门行装等潜在线索。此外，与照护者发生不愉快也易导致走失行为的发生。家庭照护者需要关注走失行为/情感线索，否则可能无法及时采取措施防止走失行为的发生。不可否认，大多数家庭照护人员都认识到对阿尔茨海默病患者进行全天候监视的重要性，但是，他们因往往还承担其他家务任务和责任，因此不可避免地出现短时间内没有注意到阿尔茨海默病患者的情况。同样，即使患有阿尔茨海默病的人在户外活动时有人陪伴，但在陪伴者处理其他事项（如买东西、接电话）的短暂时间内，患者仍然有走失的风险。

大多数家庭都渴望将罹患阿尔茨海默病的亲人尽可能长时间地留在家里照护而不是送去专业机构，因此，保持患者居家时安全的生活方式是急需解决的问题。让照护者全天候保持警惕并不可行，这会导致照护者身心疲惫，因此需要引导家庭照护者认识关于走失行为发生的可能前因和行为/情感线索，提高他们对走失的行为/情感线索的敏感性，此外还需要引入更积极有效的预防走失策略。

7.1.7 发掘走失搜救资源

绝大多数被找回的走失人员都是由照护者、警察、保安人员、志愿人员和其他爱心人士（出租车/公交车司机等）发现的，显然这些人员是一种有用的搜救资源。为了更好地利用这一资源，有必要提高公众对阿尔茨海默病患者走失行为表现的认识，提高社会公众对此类事件的敏感度，以增强搜索和救援过程的附加价值。

7.2 走失安全防护的技术应用

7.2.1 便携式定位技术产品和特点

目前可以通过在患者随身携带或粘贴的便携式设备中插入BDS（北斗卫星导航系统）或GPS（全球定位系统）接收器，达到使用定位技术追踪或监测阿尔茨海默病患者位置的目的。

1. 便携式BDS/GPS定位技术产品

考虑到穿衣戴帽这一例行程序已成为患有阿尔茨海默病的个体的程序记忆中的一部分，因此可以最大化发掘利用可佩戴技术和定位技术结合的可能性。除智能手机定位外，还可以穿戴其他定位设备（如智能定位手环、智能定位手表、BDS/GPS智能鞋和功能鞋垫、智能衬衫等）类产品（见图7-1）。

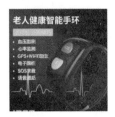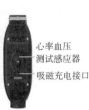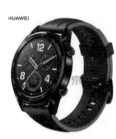

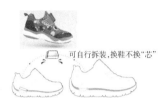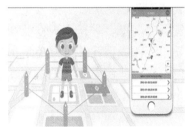

图 7-1   已开发的部分可穿戴式智能定位产品

国内某智能鞋官网给出的产品说明是将 GPS 芯片内置在鞋舌的卡槽中，采用双子芯设计：蓝牙定位模块和三合一（GPS+Wi-Fi+LBS）定位模块。①三合一定位模块：以 GPS+LBS（location based service，手机定位服务）的定位技术结合手机 App，通过 App 实时掌握定位信息。定位精度最高可达室外 5 米、室内30 米，有效定位距离无限制。一旦定位信息超出设定范围，App 便发出警报，同时提供手机定位与芯片定位之间的路线图。②蓝牙定位模块有效距离 30 米。照护者可在 App 中对患者常去地点设置围栏。当患者离开安全区域（进入或离开围栏），App 自动预警。对陌生地点，云端会主动提醒，当患者行走在陌生线路或长时间停留在陌生地点时，App 主动推送提醒，防患于未然。目前国内智能定位鞋的目标市场是儿童，转向为阿尔茨海默病患者服务也容易实现。

2. 定位技术产品的优势和限制

这里以 BDS/GPS 全球定位技术为例，目前使用定位技术产品的优势和限制见表 7-1。

表 7-1   BDS/GPS 技术产品的优势和限制信息表

优势	限制
较低的技术成本 降低了搜寻走失人员时的执法成本和动用的社会资源 节省了阿尔茨海默病患者的特殊护理费用 增强了认知功能尚存但有走失风险的阿尔茨海默病患者的独立性	因便携式设备的便携体验不好,患者拒带或忘带的情况时有发生。这种情形下远离照护人员和住所时,危险性就会增加

优势	限制
BDS/GPS可以准确地定位接收器的持有人，该系统误差范围可以达到室外1米	使用带有BDS/GPS的鞋通常需要互联网接入并且提供的是可收费服务，由产品制造商、技术提供者提供每月的跟踪计划，该计划在预先设定的工作间内确定佩戴者的位置
BDS/GPS产品可以与基于互联网的应用程序或呼叫中心集成，可以在线或通过电话跟踪持有者	BDS/GPS技术本身固有的局限性，即对于标准的BDS/GPS设备，持有人必须与卫星无障碍地连接，这意味着该装置可能在室内、山区、多云天气或森林中效果较差
允许创建虚拟边界或地理区域，通过这种方式会引起患者和照护者的警觉	使用全球定位系统引发的法律和伦理问题可能会产生尚未充分探索的规范性障碍

从纯粹的结果论角度看，使用定位技术的产品可以用于远程监控及警报功能，是限制较少的护理设置，能在保证患者享有应需护理情况下提供给患者更大的活动自由，因此可以被视为通过延长独立生活来增强阿尔茨海默病患者的自主性。当患者超出安全区域限制时，产品可发出报警信号，形成比锁着的房门或物理障碍物更人性化的无形安全防护网。正确使用定位技术产品的功能，可以让患者在规定的安全区域（居家、养老院、辅助生活社区）内自由移动。

定位技术产品的使用让阿尔茨海默病患者独自出门成为可能，此外还减轻了照护人员的负担，减少了防护设施的人力需求，减少不可预计的警察执法干预和其他社会资源的调动，这对应对人口老龄化而资金不足的医疗卫生保健系统形成快速解决方案很具有吸引力。

定位技术的未来用途，预计会由阿尔茨海默病用户群，扩大到那些曾遭受过创伤性脑损伤、存在退化性脑疾病高风险的退役运动员和退伍军人，孤独症的年轻患者，以及其他任何可能走失并需要监护的人群。定位功能产品的生产商需要将上述人员也列入目标市场。

7.2.2 国外走失安全防护公共资源调动平台

1. 安珀（AMBER）警报系统实施状况及模式借鉴

（1）安珀警报系统实施状况

安珀（美国失踪广播紧急响应）警报系统主要用于营救被绑架儿童，意在解决绑架事件发生后如何更快地寻求公共援助，以便挽救被绑架儿童的生命。阿尔茨海默病患者走失行为和儿童被绑架行为相比，两者都存在如何更快地寻求更多的公共援助，以便在最短时间内寻回失踪人士的共同点。安珀警报系统已于2003年4月被美国时任总统布什通过法律授权的方式在全美范围内设立并实施。目前美国司法部设立专门机构协调全美各地的安珀警报系统并提供联邦资金，为全美各州之间相互配合寻找失踪和被绑架儿童提供方便。2005年，全美50个州都已设立安珀警报系统。迄今为止已经在北美地区（美国、加拿大）实施运行了20多年的该系统，已经形成较为完善的管理模式，这对于我们解决有相同需求特点的阿尔茨海默病患者走失寻回问题有一定的借鉴参考意义。

安珀警报源于1996年美国得克萨斯州阿灵顿市一名9岁女孩安珀·哈格曼（Amber Hagerman）在家门口的街道上骑脚踏车时被绑架并最终遇害的事件。1997年，美国发起了以安珀的名字命名的帮助寻找失踪儿童的"安珀计划"。安珀警报系统由美国执法机构、广播电视、无线通信、网络公司、交通运输机构合作组成。当绑架儿童案件发生后，该系统通过电视、广播、手机、电子邮件、路边电子告示牌等现代讯息传播方法，告知整个社区绑架案的核心信息，发动民众协助提供破案线索，使民众成为破案的眼睛和耳朵，目的是尽快找回失踪儿童。

（2）安珀警报系统模式借鉴

①强制性：随时随地，强制植入报警信息，无处不在

【示例1】2016年7月11日，美国加州很多居民的手机突然响起警报声，屏幕正中位置跳出一条短信息，显示"Amber Alert"字样，内容短小而醒目，提示所有短信接收者最核心的信息："加州洛杉矶安珀警报：车牌号7XWL023，一辆2014年产的黑色丰田凯美瑞。"（见图7-2）

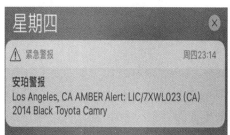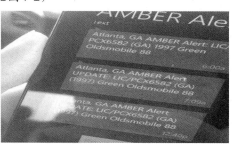

图7-2　手机接收的安珀警报信息

短信息通常除了对绑匪车辆的外观、车牌号码进行描述，也包含了对被绑架者、绑架嫌犯的描述。此外，短信息没有透露案件的细节等其他内容。这是由美国政府透过智能手机这种媒介，向社会大众传播的警诫告知。这条短信会在五分钟内连续跳出两次，且每一次都伴有短促而尖锐的蜂鸣声。

警报触发时，无论你在哪里、在做什么，只要你所在地区有孩子失踪，这个系统就会强制信息出现在你眼前。对手机运营商来说，推送安珀警报信息是法律义务。

【示例2】开车时，能看到高速公路指示牌上的警报信息（见图7-3）。

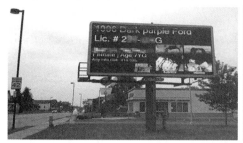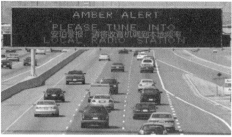

图7-3　2010年7月5日，威斯康星州路边电子告示牌上打出的安珀警报（照片：Mrschimpf）

【示例3】逛街时，能看到城市大屏幕上的警报信息。

【示例4】看电视时，当地电视台媒体轮番播报警报信息（见图7-4）。

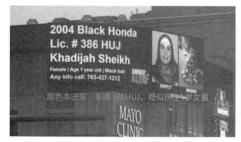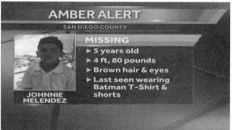

图7-4　商场和电视屏幕上的安珀警报信息

【示例5】赶飞机时，能看到机场指示牌上的警报信息（见图7-5）。

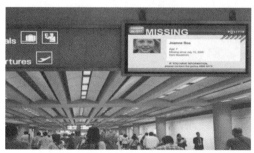

图7-5　机场屏幕上的安珀警报信息

【示例6】使用电子邮件的用户能收到邮件警报信息。

②准确性：各州有明确的警报发布机制

为了避免发出"狼来了"式的虚假或错误警报，安珀警报系统发布警报的标准相当严格。美国各州/郡都有自己的安珀警报发布标准。美国司法部发布以下指引，设定了明确的发布机制：

a. 司法机构必须确认绑架实际发生；

b. 儿童必须有受到重伤或死亡的危险；

c. 必须要有被绑架儿童、绑架嫌犯或绑架嫌犯的车辆的详细描述资料，以用来发布警报；

d. 被绑架者必须是17岁以下（包含17岁）的儿童。

③技术持续性：伴随科技进步，使用技术不断迭代更新

安珀警报系统自诞生20多年来，一直随着科技的发展不断迭代。2012年谷歌地图加入安珀警报系统，用户在使用地图时如果搜索区域有失踪儿童，谷歌地图会做出安珀警报提醒。全球最大的社交网站Facebook也加入了安珀警报系统。打车软件Uber在2015年10月13日宣布加入安珀警报系统。（见图7-6）

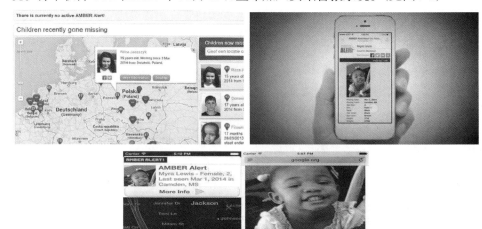

图7-6　谷歌地图、Uber打车软件及Facebook上的安珀警报信息

不同技术平台推送这些简短的、包含有最重要信息的警报信息，目的就是将信息以最快的速度告知公众，发挥公众救援资源的力量，提高孩子获救和生还的概率。

安珀警报系统覆盖之广让人震撼。通过一系列几乎无死角的信息覆盖，失踪儿童被找回的可能性大大提高。截至2016年，美国共有868名儿童通过这个系统成功获救。如今，加拿大、墨西哥、澳大利亚、英国、法国、荷兰、爱尔兰、马来西亚、德国、希腊、意大利等国也都建立了安珀警报联动发布系统。

2. 亚当警报系统的实施状况和模式借鉴

亚当警报系统是美国在1984年实施，用来预防拐卖和绑架孩子的报警项

目。亚当警报系统因一名失踪美国儿童而得名。1981年，6岁的美国男孩亚当·沃尔什在和妈妈逛佛罗里达州的西尔斯百货商店时走失，后被连环杀手诱拐后遇害。之后美国建立了以亚当命名的儿童走失警报系统——亚当警报系统。亚当警报系统主要运行于商场、超市等公共场合。现在亚当警报系统已经分布在美国超过89 000个公共场合，包括超市、商场、游乐场和所有联邦办公建筑。

亚当警报系统规定，一旦发生儿童在上述场合失踪的情况，这些场所必须立即封锁出入口10分钟寻找孩子，并反复播放儿童的容貌和衣着。如果10分钟内找不到儿童，超市即报案寻求警力支持。

亚当警报系统的运行方式如下。

（1）一旦有人报告孩子不见了，工作人员马上记下孩子的详细体貌特征和着装，同时封锁并监控出口，所有顾客不得离开。

（2）工作人员立即电话呼叫亚当警报系统，描述孩子的体貌特征和衣着情况。由专人看守进出口的同时，其他工作人员开始搜索孩子。

（3）在10分钟之内没有找到孩子的话，即向警方报警。

（4）如果孩子被找到，并且只是走失并无受伤的话，孩子交还家人。

（5）如果孩子被找到时和一个并非孩子父母或非监护人的人在一起，在对孩子、孩子父母和工作人员没有构成危险的情况下，工作人员要尽可能阻止这个人离开，同时要报警并详细描述此人特征。

（6）孩子被找到时或警察到来时，取消亚当警报。

该系统的好处在于——迅速！迅速！迅速！要在很短的黄金时间内尽量寻找，因为时间越长越难找到。

7.2.3 中国类似安珀警报系统的平台情况

2019年7月，杭州女孩章某某的失踪遇害事件牵动了千家万户的心，也引发了建立"中国安珀警报系统"的呼声。目前中国的科技发展水平毫不逊色，我国也有类似安珀警报的系统/平台。

1. 我国现有寻人救助的主流平台

（1）微博"随手拍"

微博是一个基于用户关系的信息分享、传播及获取的广播式社交网络平台。在网络信息技术、移动通信工具和相关技术的支持下，其时效性和随意性得到了充分发挥。微博"随手拍"是微博用户用随身携带的手机、数码相机等拍摄发生在身边的事件，然后采用某个主题方式将其上传至微博，吸引网民的关注和参与。

但微博"随手拍"在实施救援方面也存在着以下问题。

【案例】2011年微博兴起"随手拍解救被拐儿童"活动，一年后公安部治安管理局通过微博证实："自该活动开展以来，被拍者基本没有被拐儿童。"这种活动甚至深陷在是否涉嫌侵犯被拍者相关权益的争论里。

①挑战传统新闻伦理

与专业新闻媒体相比，"随手拍"参与者缺少责任和职业素养。微博的传播行为是个人化的，没有组织规则的限制，更没有新闻传播机构对于伦理和专业性的严格要求，因此微博的传播行为一旦集中关注于公共话题，其造就的"一个人的通讯社"就完全依靠自律来自我约束，因而很难不越新闻伦理的雷池。这种没有约束的传播行为是对新闻伦理的挑战。

②受限于平台的娱乐化属性

分析微博"随手拍"的进程后可发现，由于其载体平台的运营定位等因素，"随手拍"这一原本讨论公共事务的形式会向着娱乐化倾斜。如"随手拍解救被拐儿童"在微博上被热议后，很快被戏仿和恶搞的娱乐议题所遮蔽。其昙花一现也说明由于字数限制和匿名讨论环境下浮躁的微博传播生态，在微博上很难形成真正严肃和有意义的讨论，从而很大程度上消解了"随手拍"原先的公益性。重炒作、轻诚意，博取眼球效应是微博的流行病。

③暴露新媒体监管的软肋

目前对微博平台的监管：一是靠运营方内部采取监控措施。利用以技术投入为主的自动监控系统，分区域、等级、群体用户进行不间断监测，并辅之以组建的人工监测团队。此外还设立不实信息曝光专区。二是靠微博用户原有社会角色所属组织对其形成的纪律约束。如我国新华社的记者编辑开设实名微博时需向单位报备等。

（2）微信版中国儿童失踪预警平台（CCSER）

中国儿童失踪预警平台是借助移动互联网技术和GIS地理信息系统支持的中国儿童失踪社会应急响应系统。该系统于2015年5月25日正式启动，旨在当儿童走失发生时能迅速让多种社会公众资源介入，通过群众互助和警方联动的方式，帮助家长迅速找回走失儿童，降低孩子发生意外的概率。

中国儿童失踪预警平台有手机客户端和微信端。

①手机客户端。平台借助手机App，通过手机端的位置信息，以时间为轴线，在10分钟10公里、30分钟180公里范围内向已安装CCSER手机App的用户发送预警信息。同时，平台设置一键报警，将相关信息上报给公安系统，通过群众互助和警方联动的方式，提高民众对儿童失踪预警的参与度。

②微信端。依托微信平台，借助微信庞大的活跃用户群帮助家长一起寻找走失的儿童（如图7-7）。

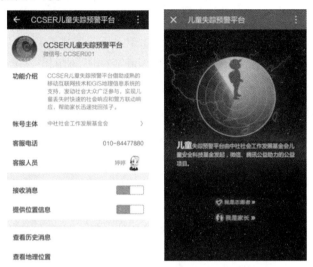

图7-7　CCSER儿童失踪预警平台（微信版）例图

这个平台中包含以下两个角色。

一是家长。其需要做的是进入"CCSER儿童失踪预警平台"公众号，完成用户身份认证，录入儿童信息，建立防丢失档案。一旦发生丢失情况，家长可进入微信公众号，基于已经建立的儿童防丢失档案，一键对外发布预警信息，同时通知警方，110会根据案发地点指定有管辖权的公安机关及时出警。同时，平台会基于用户地理位置，分析儿童失踪案例场景，根据行走、行车和高铁速度等精算出一套信息推动时空规则，向周围不间断推送相关讯息。在儿童失踪后的3小时黄金时间内，形成半径30公里、90公里、690公里的三道保护失踪儿童的预警保护圈；3小时之后失踪儿童信息迅速覆盖全国范围。

二是志愿者。只要你关注"CCSER儿童失踪预警平台"公众号，并授权后台使用你的地理位置之后，就可以成为一名平台志愿者。警报将被不间断地推送给覆盖范围内的所有志愿者，直到家长用户选择"关闭预警"为止。此处需要说明的是：关闭预警是对走失儿童家庭的保护，如果孩子找回，丢失信息仍然不断扩散，不仅会对广大志愿者形成不必要的骚扰，也会影响走失孩子家庭的正常生活。这是寻回机制中不可缺少的一环，相关的监督法规也应配套建设。

CCSER在救援实施方面被质疑的问题有以下几点。

①关于平台内不能转发信息的问题。CCSER上的儿童丢失信息在平台内是

不允许志愿者转发的。志愿者被平台唤醒参与到搜救队伍中，提醒他们关注周边环境，发现情况就反馈。志愿者若要唤醒更多不具有志愿者身份的其他人员的参与，只能通过其他方式（如朋友圈、QQ聊天群等）转发信息。

②关于骚扰的问题。分区域响应的设计，是为了避免出现大范围骚扰而设计的，也就是说十分钟之内只会影响十公里范围内的用户，并不是所有用户。平台在分区规则和范围设计方面还需要细化。

③关于用户隐私收集的问题。CCSER强制收集全部用户的隐私资料，这可能涉及几百万甚至几千万家庭，包括家长姓名、孩子姓名、家长和孩子身份证号、手机号、家庭住址等。

④关于警报发布流程规范性问题。CCSER的警报发布流程不规范，与国外需要由政府执法机构发布（失踪人员家属申请，执法机构审核后，由执法机构发布）的安珀警报系统相比，中国儿童失踪预警平台的警报是由用户自行发布的，对于发布虚假警报的人，平台运营者没有任何处罚能力。

⑤关于儿童丢失信息发布权限的问题。中社儿童安全科技基金秘书长张永将在《致所有关心CCSER儿童失踪预警平台成长的朋友们的一封公开信》中说："在国内没有立法支持的前提下，在既有法律框架内，除了丢失孩子的家长，平台本身不具备对儿童丢失信息的发布权限，发布权限只能由家长拥有。因此对发布者和孩子的真实性需要进行严格限制，身份证核验是最有效的一种方式，目前平台和公安部全国身份证信息核验中心联网核验家长、孩子身份的真实性（不发布者不需要实名），且只做身份验证，不做采集。"

⑥关于及时性问题。微信推出CCSER的初衷是担心错过找回失踪孩子的黄金时间，但前提是要处理好个人隐私和假警报的问题。是否录入防丢失档案由家长自己决定，平台不作任何强制性要求。之所以不通过政府执法机构审核信息，正如国际失踪与受虐儿童服务中心（ICMEC）主席约翰·瑞安（John Ryan）所言："对寻找失踪儿童而言，时间就是最大的敌人。"

⑦关于用户信息安全性的问题。张永将称："平台采用的服务器和中国移动、中国联通、中国电信三大运营商，光大银行、民生银行等银行系统以及腾讯、京东、阿里巴巴等互联网巨头使用的是同一家服务器，且安全级别相同，此外对用户数据采用的是分别加密处理。"

我们这样理解众多质疑：质疑只是希望在技术层面完善防拐打拐的公众参与模式，由此虽然引发出一些法律层面、政府管理层面有待解决的问题，但不要否定这些平台开发和运营者的良好初心。

（3）今日头条的"头条寻人"

今日头条是一款基于数据挖掘的推荐引擎产品，它为用户推荐有价值的、个性化的信息，提供连接人与信息的新型服务，是国内移动互联网领域的服务产品之一。"头条寻人"是由今日头条在2016年2月发起的面向全国的一个公益寻人项目。它借助"互联网+"的精准地域弹窗技术，对寻人或寻亲信息进行精准定向地域推送，将走失者信息推送给走失地点附近的今日头条用户（见图7-8）。"让最可能帮忙的人看到寻人启事"，充分发动社会力量参与，帮助家属寻找走失人员，帮助被救助管理机构救助的疑似走失人员寻找家人，提升寻人成功率。

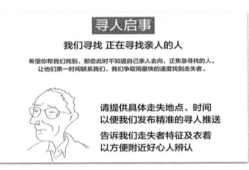

图7-8 今日头条的"头条寻人"发布寻人信息例图

根据2019年7月24日"头条寻人"发布的数据报告显示，有超过74.9%的走失者能够在72小时内找回（24小时内找回的概率为46.9%，24至72小时内找回的概率为28%）。随着时间的延长，找回概率也将出现大幅下降。72小时到7天内走失者的找回率为12.1%。当走失时长变为一个月，找回率将下降为7.2%。显然72小时是走失寻人的黄金时间。

据《健康时报》2019年7月30日的报道：自今日头条公益寻人项目"头条寻人"启动以来，截至2019年7月，已经帮助超过1万个家庭团圆。据中民社会救助研究院发布的《中国老年人走失状况白皮书》测算，中国每年的走失老人约为50万人，平均每天约有1370个走失老人案例发生。走失原因主要是疾病、迷路等，其中阿尔茨海默病患者占走失老人的最大比例为40.29%。阿尔茨海默病患者在走失后由于各项生活和认知能力降低或丧失，死亡率非常高。"头条寻人"统计发现，阿尔茨海默病老人走失后的死亡率高达10.47%，远高于一般走失者3.1%的死亡率。相比于已经找到的走失老人，还有一大部分老人是再也没有音信的。

"头条寻人"在利用互联网技术给寻人寻亲领域带来民生红利方面，以技术手段切入，让技术赋能，依托大数据的精准技术，对寻人信息进行定向地域弹窗推送，让其抵达那些高关联度的目标人群。今日头条庞大的用户基数，能让"弹窗寻人"在发动网民广泛参与时，避免大海捞针的盲目性，使时效更快、目标人群关联度更高，从而降低寻人成本，提高成功寻人的概率，破解老龄社会阿尔茨海默病患者"易走失""寻人难"的痛点问题。

①LBS技术让寻人信息的分发更有效率

LBS（location based service，基于位置的服务），是通过电信移动运营商的无线电通信网络或外部定位方式，获取移动终端用户的位置信息（地理坐标），在地理信息系统GIS（geographic information system）的支持下，为用户提供相应服务的一种增值业务。它包括两层含义：首先是确定移动设备或用户所在的地理位置，其次是提供与定位相关的各类信息服务。如找到手机用户的当前地理位置，然后再寻找手机用户当前位置1公里范围内的宾馆、影院、图书馆、加油站等的名称和地址。LBS就是借助互联网或无线网络，在固定用户或移动用户之间完成定位和服务两大功能。

②人工智能的人脸识别技术提高成功率

2018年11月17日"头条寻人"上线"识脸寻人"新功能。用户上传走失者照片，即可将其与"头条寻人"后台的走失人员数据库比对，通过面部识别精准搜索，查看"头条寻人"数据库是否有失踪人员的寻人寻亲信息，在筛选出的面部相似寻人信息中寻找走失人员消息。

（4）公安部儿童失踪信息紧急发布平台——团圆系统

2016年5月15日，由阿里巴巴技术支持的公安部儿童失踪信息紧急发布平台——团圆系统正式上线（见图7-9）。它是公安部唯一官方儿童失踪信息紧急发布权威平台，发动群众搜集拐卖犯罪线索，用于全国各地一线打拐民警即时上报各地儿童失踪信息。

平台在第一时间通过新媒体和移动应用终端，将儿童失踪信息自动推送到失踪地周边的相关人群（推送原则是：以儿童失踪地点为中心，失踪1小时内，定向推送到方圆100公里；失踪2小时内，定向推送到方圆200公里；失踪3小时内，定向推送到方圆300公里；失踪超过3小时，定向推送到方圆500公里），让更多群众从官方渠道获取准确信息，提供线索，协助公安机关快速侦破拐卖案件，尽快找回失踪被拐儿童，实现群防群治、全民反拐的局面，为失踪儿童家庭早日实现团圆梦想。

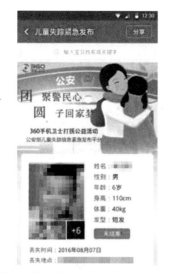

图7-9　公安部儿童失踪信息紧急发布平台——团圆系统发布信息例图

截至2019年6月，公安部儿童失踪信息紧急发布平台——团圆系统上线三年来，共发布走失儿童信息3978条，找回3901名失踪儿童，找回率达98%。

团圆系统是一款全国6000多名打拐民警内部使用的软件，不能在互联网上下载，也不能在手机软件商城购买。

新浪微博、高德地图、支付宝、UC头条、UC浏览器、手机淘宝、YunOS系统、腾讯QQ、一点资讯、今日头条、百度地图、百度App、360手机卫士、滴滴出行、中央人民广播电台国家应急广播中心、腾讯新闻客户端、钱盾、宝宝知道、易到、宝宝树、新华社客户端、央视影音客户端、饿了么、点我等多家新媒体和移动应用已接入该平台，用户覆盖量超过9亿，进一步扩大了团圆系统信息发布的渠道和范围。

【案例1】全面接入团圆系统的360手机卫士，可实时接收儿童失踪位置的GPS坐标，形成三层预警保护圈，并向辐射范围内的360手机卫士用户推送失踪儿童信息，在儿童走失3小时后覆盖以孩子走失为中心的半径500公里的范围。

360手机卫士用户可以在App中点击"安心服务"，进入"卫士公益"，选择"儿童失踪紧急发布"，将走失儿童信息分享出去；还可以根据推送的儿童照片和体貌特征，主动留意周边有没有失踪儿童和犯罪嫌疑人的行踪，为亲子间的重逢贡献一份力量。

360手机卫士通过集合超9亿用户的社会力量，在儿童走失营救的最佳时机最大力度发布紧急信息，让更多网友将真实准确的走失儿童信息分享出去，既避免谣言的借机扩散，也在黄金时间内让更多人加入寻找走失儿童的行列中来，形成与网友的良性互动。

【案例2】易到App已经完成与团圆系统API接口的对接。打开易到App后，选择"允许访问位置"和"允许发送通知"就能收到失踪儿童信息的推送。当收到警方在团圆系统发布的儿童失踪信息时，易到将以弹窗方式将信息推送到失踪周边范围内相关人群及易到相关新媒体一次。推送方式为分时定向扩散式，即以失踪地为中心层层扩大到方圆500公里范围。易到用户除可根据手机推送的儿童照片和体貌特征，主动留意周边有无失踪儿童行踪外，还可以转发信息给周边亲朋好友，如有线索，还可通过平台公示信息及时联系办案民警。一旦走失儿童被警方找到后，易到会将结案信息告知所有此前收到过该名儿童失踪信息的用户，让曾经收到失踪信息的群众第一时间放心。

综上所述，基于微博、微信、今日头条、团圆系统等平台，由广大平台用户和网友参与的这项"解救失踪人员"实践，都在试图通过互联网技术变革，扭转以往在解救失踪人员时存在的信息隔绝困境和盲区，践行"科技向善，助力万家团圆"。但使用中暴露出的一些问题也值得我们深思，特别是当我们想推进为阿尔茨海默病患者走失警报这方面的拓展服务时，开发一个有技术、有意义、有价值观的产品就变得尤为重要了。

2. 寻人平台使用中面临的问题

（1）缺失相关法律法规的支撑

①隐私问题

中国要想建立全面、系统的类似安珀警报的系统，必须打通电信运营商和网络服务提供商之间的通道，同时，对此系统可能出现的个人隐私泄露风险要有明确详尽的法律法规做支撑。新媒体面临的问题，因为没有相关法律支持，很多合作机构会有疑虑，当企业平台利益面临风险时，也可能会退缩。

②强制性推送问题

中国是大陆法系国家，有关人员失踪的法律法规更多分散在刑法、刑事诉讼法、民法、公安机关办理刑事案件程序规定等法律、法规中，所以需要人大代表提议案，就人员失踪/走失问题针对相应法律进行增设、修改等操作。在中国目前还没有一部法律、法规或单个法律条款规定公民有义务接收失踪人员（儿童/老人）的信息。在没有相关规定的前提下，即便是公安机关、三大运营商也无权向全体公民强制推送失踪/走失人员信息，更何况全员推送信息可能造成的恶性后果还需要承担法律责任。归结起来一句话，中国缺少有关失踪紧急响应的法律、法规的强制性规定，在现阶段无法像安珀警报一样强制将信息推送到每个公民的手机上。

（2）社会安全防护机制尚在摸索阶段

目前从各寻人平台的上线时间来看，它们还都处于试验性实施阶段，需要时间来实践，积累数据，摸索经验。首先，各平台的共同目的是采取失踪后的黄金寻回时间。无论是CCSER手机App、接入团圆系统的战略合作App，还是"头条寻人"、微信、微博等，都是在人员刚刚走失/丢失时就介入，让走失/失踪人员在最短时间、最小范围内得到最大化的社会帮助，毕竟寻人最大的敌人是时间，时间越短，走失/失踪人员越安全。其次，通过对丢失、寻回的地理位置，寻回时间以及失踪人员基本情况等基础数据的积累，再结合其他规律性数据，进行大数据分析后形成针对失踪的提前预警，让失踪预防具有数据基础支撑。最后，将民间的实践和摸索经验形成法律议案，每年通过人大代表提交两会审议，用实践去推动符合中国国情的"安珀警报系统"，用更多的实践和探索帮助我们建立一套针对失踪人员救助（特别是为老人的专项服务）的行之有效、可持续的社会安全防护机制。

（3）社会和公众的意识有待提高

根据阿里巴巴相关数据，80%以上的父母根本不知道团圆系统的存在，甚至还停留在非常原始的寻人方式上，一次又一次错过了救援的黄金时机。反观安珀警报系统不断强化美国全民的参与意识。在美国一个报道中，一位母亲在收到安珀警报之后，一直坐在窗前5个小时，留意来往的嫌疑车辆。正是民众热心的参与让大多数失踪儿童重新回到父母身边。

上文提到的女童章某某的失踪信息于2019年7月9日上线团圆系统，可见报警及上线还是极其迅速的。但遗憾的是，7月7日章某某已遇害。为了避免悲剧再次发生，需要全社会爱心人士一起用心传播，让大家都知道团圆系统、知道"头条寻人"，让各位失踪/走失人员的亲属能意识到要第一时间报警，让社会公众对患有阿尔茨海默病的走失人员有正确的认识和理解，积极主动地参与到救援救助活动中来。

此外，对待失踪/走失人员消息，可考虑在失踪地点一定区域范围内向所有公民（非上述接入团圆系统的新媒体和移动应用App用户被包括在内）手机强制推送信息。我们可以关掉弹窗通知、垃圾消息和广告，但强制推送信息不会被关掉。

7.3 健全阿尔茨海默病患者走失安全防护模式的途径

对患有阿尔茨海默病的走失人员和失踪儿童的救援工作都存在如何在最短时间内寻求更多公众援助的共同点，因此在目前我国现有寻亲公共资源调动平台的基础上，对阿尔茨海默病患者的走失安全防护要在法律、制度、集成社会辅助力量等几方面予以加强。

7.3.1　建立有关走失紧急响应的法律法规

我国走失人员工作救援的开展离不开法律的规范。尤其是制度的建设更要坚持法律先行，坚持有法可依，有法必依，实现走失人员救援的法治化。

1. 完善走失人员搜救法律体系

首先，要加快走失人员搜救法立法进程。填补现在"事前防控"法律和"事后打击"法律之外没有"事中搜救"法律的空白；提高法律位阶，将目前适用走失人员搜救的以"意见""通知""办法"等形式发布的规定和政策，修订为完善规范的较高层次的法律法规。可以采取的手段是明确搜救对象的定义，建立完备的资金保障制度，加大财政投入，健全法律责任追究制度等。

其次，要加强搜救法律责任主体建设，构建多元化的联动机制。①重视政府责任主体。完善其统筹协调机制，发挥其整合走失人员搜救力量的职责优势。②鼓励社会力量参与。立法保障社会力量参与走失搜救的各环节，建立健全社会力量参与走失搜救的激励补偿制度，充分调动社会各方面力量参与走失搜救的积极性。③规范社会力量的参与。加强对走失人员搜救队伍的专业化和规范化的管理，在各项有关制度中对各社会力量的行为进行具体规范。

2. 加强走失人员救援的各项法律制度建设

加强走失人员救援的各项法律制度建设，强化实施机制。①建立走失人员紧急报警制度。制定相关法律要求大型公共场所对在其领域内发生的走失人员承担法定寻找义务。②完善走失人员救援组织制度。第一，强化走失快速查找制度，简化立案侦查程序，发挥不同警种的力量，进一步加强各警种间的协作配合。第二，建立走失人员保护中心，对排除在公安管辖范围之外的走失者进行救援，协调统一走失人员救援工作。③完善走失人员信息报告制度。利用现代科技力量，扩大信息报告制度的范围及报告渠道，实现信息传递的及时性和有效性。④完善警察系统内部团圆系统和"头条寻人"使用制度。⑤完善走失人员信息广播制度。在依托团圆系统和"头条寻人"的同时，与中国移动、联通、电信等手机运营商合作，通过手机短信发送相关信息；通过电视广播等公共资源和信息平台广播信息发布信息；设立24小时免费热线，供有线索的民众提供消息。

3. 制定有关定位和可穿戴数据的隐私法案

法律发展往往落后于技术创新，新技术有时会以牺牲隐私为代价提供更多的便利性或安全性。将BDS/GPS等定位技术和可穿戴智能产品广泛应用于阿尔茨海默病患者，可以减少走失人员和警方搜救走失人员的总数量和持续时间，这对保护弱势群体、减轻照护者负担、节约社会资源有重要意义。但使用这些技术和产品存在有在患者自治、尊严、隐私权丧失和不充分授权同意的情况下向第三方提供个人数据的隐患；使用全球定位系统和可穿戴设备所引发的法律和伦理问题可能会产生尚未充分探索的规范性障碍；远程医疗监督在一定程度上有侵犯监测个体行为隐私的问题。故在技术产品开发和部署的前期就将道德、法律和政策纳入考虑范畴，将有助于确保顺利使用新技术并发挥其最大潜能。

在2015年发布的《国务院关于印发促进大数据发展行动纲要的通知》文件中，特别强调要"健全大数据安全保障体系"与"强化安全支撑"。面临移动医疗、智慧监测等医疗新发展模式，需要制定与BDS/GPS等定位技术和可穿戴数据相关的隐私法案。解决安全定位和健康医疗可穿戴设备的数据安全与隐私保护问题是发展智慧健康、医疗安防的不容忽视的根本性问题。

7.3.2 健全各行业部门有关走失寻亲的管理制度

政府需要持续投入大量资源，健全管理制度以保证走失人员安全，设计细致入微确保走失人员能得到最及时救助的制度。

1. 公共场所人员走失预警制度

在一些大型公共场所加入安全警报系统。如果阿尔茨海默病患者的照护者在公共场所发现与被照护人失散了，可以马上求助于这一系统，这些场所即可按规定启动预警程序。

①一旦有人报告有人员走失情况发生，工作人员马上记下详细的走失人员的体貌特征和着装，同时封锁这些场所出入口，并监控出口，所有场所内人员不得离开。

②工作人员立即呼叫启动安全警报系统，反复播放走失人员的容貌和衣着特征，同时其他工作人员开始搜寻走失人员。

③在系统规定时间内没有找到走失人员的话，即报警寻求警力支持。

④一旦确认走失人员失踪，可要求警察启动类似于团圆系统的平台来发布警报信息，也可求助于"头条寻人"平台发布信息。

⑤走失人员被找到或已做报警处理后，取消这些公共场所的安全警报。

⑥向上述平台报警后，还可向类似于"走失人员服务中心"的机构寻求帮助。借助该中心网站制作标准化的寻人布告或寻人传单，这些寻人布告由该中心通过邮政局向所辖各个报刊网点发布。

2. 建立统一标准信息数据管理制度

走失人员的信息数据是核实身份信息的重要线索，按照民政部发布的《生活无着的流浪乞讨人员救助管理机构工作规程》，救助管理机构救助走失人员后，要及时向公安机关报案并报请公安机关协助核查，并在其入站后24小时内以适当形式发布寻亲公告。但在实际执行过程中，全国救助管理信息系统的数据采集和公安机关备案的失踪人口管理数据采集标准不统一，造成两个直接关联的失踪人口数据无法有效融合与对应。这直接导致救助管理机构获知走失人员身份信息渠道有限，出现寻亲服务耗时、费力、难协调的局面。

需要出台直接有力的政策和规章制度，规范走失人员相关信息的搜集、登记、建档工作。按照统一标准建立包括体貌特征、音频视频和生理信息（DNA数据及指纹等）的数据库。支持救助管理机构可以合乎规范地直接使用公安机关信息数据的政策和规章制度，以有效降低走失人员的协查难度，提高查寻工作效率。

7.3.3　发挥力量强大的非政府组织的辅助作用

1. 非政府组织参与寻亲为警方提供更多线索

对于走失事件，除执法的警方之外，非政府组织的力量也十分强大，它们的主要工作是发动社会的关注以及向警方提供更多线索。今日头条、新浪微博、高德地图、百度地图、支付宝、手机淘宝、腾讯QQ、一点资讯、百度App、360手机卫士、滴滴出行、中央人民广播电台国家应急广播中心、腾讯新闻客户端、钱盾、易到、新华社客户端、央视影音客户端、饿了么、点我达等多家新媒体和移动应用接入团圆系统平台。非政府组织与热心公民可登记接收所在地区的团圆系统发出的警戒，协助寻找走失人员，助其早日与家人重聚。

2. 需要政府引导的社会力量只起辅助作用

现代国家的基本职能之一在于保障国民的生命财产安全。虽然非政府组织的社会力量非常大，但是公民的生命安全问题还需依靠政府引导和保障，非政府组织的社会力量只能发挥辅助性作用。政府通过建立健全与走失相关的法律法规可以促使人们的防范意识和救助意识的增强。救助走失人员是一个需要政府、司法部、相关其他部门以及非政府组织等联合应对的公共安全问题。我国于2014年颁布的《社会救助暂行办法》对社会力量参与社会救助提出了规定。形成政府与社会协同联动模式，以政府主体为主导，以社会力量为补充，构建多元化的社会救助主体才能确保社会救助工作的顺利开展。

精神慰藉——阿尔茨海默病患者
应急心理干预服务包

对阿尔茨海默病患者而言，在行动力和认知能力下降的同时，其心理也会发生退行性改变。在被要求接受治疗期间，由于对疾病缺乏认识、自己行动不便及担心为子女带来麻烦或者被照顾不周等，阿尔茨海默病患者极易产生恐惧、自卑、偏执、自我防卫等抑郁焦虑情绪。由于患者存在认知、行为障碍，发病时易发生跌倒、摔伤和走失等事件，甚至因产生幻觉而自杀。对阿尔茨海默病患者在生活中的各种负面情绪表现，尤其是在经历走失事件后，有必要对其进行心理健康支持和干预，帮助其重建治疗和康复的信心，以提高患者的各项能力，延缓病情发展，减轻家庭及社会负担，改善并提高阿尔茨海默病患者晚年的生活质量。

8.1 走失事件对阿尔茨海默病患者的心理影响和心理干预

8.1.1 走失事件对阿尔茨海默病患者的心理影响

随着阿尔茨海默病患者自身认知能力和行动能力的下降，其发生意外走失事件的概率增加。通常如果不能在黄金 24 小时内找到，50%的走失者可能会遭遇严重伤害。这不仅威胁到患者的身体健康、生命安全，还会对他们的心理造成严重影响。

当患者孤独地面对走失事件时，其所出现的心理失衡状态有可能导致他们出现各种躯体症状（如摔伤），也可加重或诱发其他并发疾病（如心脏病、高血压），严重时还会产生意志失控、情感紊乱等心理危机。心理危机同样是灾难，相关专家曾表示：心理危机能够带给人们任何灾害都无法比拟的强烈痛苦。作为一种不可预知的突发事件，走失给患者在心理上造成的不良后果，会让患者的个体心理防御显得苍白无力，失去调控事件后果的能力；患者走失寻回后的生活也受到干扰，内心的紧张不能消除，持续积累，严重时出现认知和行为的进一步紊乱，进入失衡状态，出现心理危机。我国心理干预的研究和实施尚在起步阶段，我们不能因为阿尔茨海默病患者本身的认知和行动能力下降，不能像正常人那样表达自己的诉求，就忽视对他们在走失突发事件后期的应对治疗。为了让他们尽快恢复到走失前的心态，在患者不能依靠自身或家庭照护者的力量解决这种心理危机时，对走失寻回的阿尔茨海默病患者进行主动的心理干预和救治，帮助处于危机中的个体顺利度过这段时期是非常必要的。

由于走失是突发事件，患者个体没有充分的心理准备，在一定程度上容易导致心理机能的改变。在对寻回人员的日常护理中要通过情绪的异常变化细心观察患者是否出现生理、心理、行为和认知方面的异常，如易激动、兴奋、强烈的恐惧情绪、麻木、忧郁、沮丧和身体疲乏等。

（1）生理：易出现食欲减退、睡眠质量下降、易疲倦、呼吸不顺畅、出汗发抖与口渴等症状。

（2）心理：易出现情感压抑、恐惧、焦虑、失落、悲观、紧张、抑郁等症状。

（3）行为：易出现沉默寡言或多语、终日坐立不宁、注意力下降、躲避与他人接触、通过挑衅方式宣泄情绪、不停回忆不良刺激场景、攻击行为或自杀行为等现象。

（4）认知：易出现自责、自卑、自怜、敌意、不幸感、无法面对、逃避现实、无法相信旁人、不愿意与人交流、对情境淡漠、无动于衷等情况。

8.1.2 阿尔茨海默病患者的心理干预过程及方法

心理干预又被称作"危机干预"，是指在遇到灾难事故后对处于困境或遭受挫折的当事人进行的一系列心理疏导活动。它是用个人、社会和环境资源对当事人予以关怀和帮助的一种方式。许多临床试验发现，对经历突发事件的个体进行有效的心理干预，可起到缓解痛苦、调节情绪，帮助个体恢复到正常的心理平衡状态的作用。

心理干预过程包括以下三个阶段。第一，应激阶段。走失行为发生时，生存本能使患者个体积极地进行自救，寻找熟悉的亲人（照护者）和回家的路。第二，走失寻回后的反应阶段。患者在这一时期的基本外部生存条件已得到保障，而内心的问题则会表露出来。此时应给予患者的心理干预是陪伴与关注，减轻患者的恐惧、麻木、惊吓等，对反应比较大的患者需要实施早期的情绪舒缓疗法。第三，恢复和重建阶段。为确保患者的后续生活质量，需要由心理专家在此阶段对患者进行近期心理健康状况评估，筛查远期心理伤害和心理障碍发生率；同时对有严重心理障碍者实施心理治疗，帮助患者重新恢复到走失事件前的心理平衡状态。对走失突发事件个体的心理干预，应针对不同的个体，在心理危机发展的不同阶段，选择不同的心理干预方式。心理干预的方法有以下几种。

1. 调整认知，提高应激能力

走失事件发生后，患者是否会造成创伤后应激障碍以及是否会造成慢性创伤后应激障碍与个体的认知模式有关。恐惧、抑郁情绪可导致个体的认知功能在现有基础上急剧衰退，出现严重障碍，使患者丧失活动能力和生活兴趣，甚至自伤、自残、自杀。因此，这个时期的心理干预工作主要在于帮助其重新建立合理思维，提高患者应对生理、心理的应激能力。如联系情景中的自我，即在病人讲述时，适当引导病人进行反思，看清自己在过去的情景中是如何应对曾经的挑战和成长过程的。让病人通过自我审视发现以前未意识到的信念或价值观。例如，病人进入自述情景后，对其提出一系列的引导性问题："你发现自己的记忆力变差时，你都做了什么？""对这件事情的解决，你是怎么做到的？""当时在那种情况下，你是怎么想的？"通过联系情景自我讲述，病人回忆起自己应对疾病和困难时采取的那些积极行为，从而再次恢复和树立战胜疾病、走出困境的信心。鼓励当事者充分表达自己的思想和情感，鼓励其树立自信心和进行正确的自我评价，提供适当建议，促使问题解决。

2. 提供有效的应对技能

可通过数独游戏、音乐放松训练等方法缓解患者紧张情绪，给予患者生活希望，传递乐观情绪；鼓励患者多参加活动和运动，转移注意力；及时帮助患者疏导不良情绪，给患者提供宣泄的机会。如有目的的对话，干预者通过有目的性的沟通，了解患者面对健康挑战的复杂情况。照护者主动陪伴病人，鼓励病人倾诉自己患病以来的感受，包括躯体症状困扰、各种快乐或痛苦的情绪体验、生活和社交的变化、未来的健康期望等，并对患者的谈话内容进行分析，归纳出困扰患者的各项主要问题，了解患者的内心诉求。如果患者的叙述偏离目的，照护者则予以正确引导，增强谈话的目的性。

3. 营造有力的社会支持系统

人的发展离不开社会的支持。来自家庭亲人的关心和支持，能帮助阿尔茨海默病患者减轻压力和缓解忧愁；及时的心理卫生救助和社会各界的热心援助都可成为极有力的社会支持，带给患者持久的温暖、安全，帮助其重新树立对生活的兴趣和信心。如创造舒适环境，使患者在倾诉时能身心放松，从而有利于进入解决问题的环节。此时，照护者引导患者将所讲述的情节整合起来，组成完整的健康故事，并对故事的积极部分进行强化，帮助阿尔茨海默病患者构建积极的自我概念，消除消极情绪，强化积极情绪，保持心情舒畅。

4.建立心理干预网络

心理干预网络的建立和完善，是社会保障系统的一个重要环节。对走失寻回后的阿尔茨海默病患者及时进行心理干预，体现了"以人为本"的社会文明理念，同时也体现了对弱势群体救助机制的进一步完善和成熟。目前，心理干预大多在事件发生后被动参与，主动干预的比较少，还未把心理救助纳入救助预警机制。完整的救助体系除了包括物质支持、医疗救助、卫生保健等内容外，心理救助也是不可或缺的一部分，如此才能体现出政府对老龄社会易走失人群的人性化关怀。在各地成立阿尔茨海默病精神卫生干预网络，举办学习班提高心理干预网络工作人员的业务水平，对社区卫生人员、护理人员逐步进行心理干预的专业培训，只有这样，在走失事件发生后，才能对患者进行及时有效的心理干预。

8.2 我国应急心理干预的实施与发展状况

突发事件的应急管理机制是由国家统一制定、分类别管理、整体协调、分级负责的管理体制。其包括完善的应急预案体系、高效的信息平台、精明强干的救援队伍、健全的法律法规等，强调注重预防和应急工作的同等重要，同时进行强有力的管理宣传教育工作，设法使公众主动参与自救工作，实现全社会的整体联动，尽可能大地降低突发事件的影响，消除社会隐患。在突发事件发生的不同阶段需要不同子系统的协调工作。如事前阶段，需要做好预警和检测工作；事发时，要做好信息的核实报告和指挥决策工作；事件持续期要注重恢复重建工作、危机沟通和社会动员工作；事件后还要做好事件的评估工作（见图8-1）。

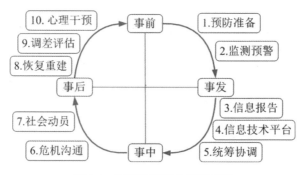

图8-1　突发事件应急管理系统

此处我们把阿尔茨海默病患者走失事件定位为老龄社会突发事件，在走失患者寻回救援过程中可能需调动来自政府、执法机构及社会各方的力量，按照应对突发事件的应急预案来启动信息平台、组织救援队伍，在法律法规范围内形成全社会的整体联动，尽最大可能降低突发事件给个人、家庭、社会带来的负面影响，消除社会不良隐患。这个针对老龄社会阿尔茨海默病特殊群体的应急防护管理有别于受灾群体的应急管理，因此，在我国有关应急预案系统中有必要纳入缺失的心理干预部分、对阿尔茨海默病患者的管理细则、新一代信息技术平台和新媒体平台的管理细则。

让我们先对广义的应急管理做个分析。从20世纪80年代起，我国政府开始将心理干预纳入应急管理工作中。人们在突发事件后开展物质重建的同时，也开始更多地关注对相关人员心理创伤的复原。根据有关资料[129]，1994年新疆克拉玛依火灾后，北京大学精神卫生研究所的心理专家为一些遇难者家属进行了为期两个月的心理干预，是我国有据可查的首次心理干预尝试。2008年"5·12"汶川特大地震后，由政府部门、部队、群众团体和学术团体等组织的大批心理救助队伍开展的心理援助，是我国历史上规模最大的一次灾后心理援助实践，取得了一定的效果，极大地提高了人们的灾难心理救助意识，积累了很多应急管理中有关心理干预的宝贵经验。

8.2.1　心理干预的相关政策

我国政府在重视应急管理工作的同时，也加强了心理干预工作，并出台了相关政策。2002年国务院颁布的《中国精神卫生工作规划（2002—2010年）》明确规定："建立国家重大灾害后精神卫生干预试点，开展受灾人群心理应激救援工作。到2005年，重大灾害后干预试点地区受灾人群获得心理救助服务的比例达20%；到2010年，重大灾害后受灾人群中50%获得心理救助服务。"2004年《关于进一步加强精神卫生工作的指导意见》明确提出："卫生、财政、民政、公安等部门要联合成立灾难应急与危机干预组织，将精神卫生救援纳入应急预案，在组织、人员和措施上提供保证，降低灾后精神疾病发病率。积极开展重大灾难后受灾人群的心理干预和心理应急救援工作，评估受灾人群的精神卫生需求，确定灾后心理卫生干预的重点人群，提供电话咨询、门诊治疗等危机干预服务。"这为我国灾后心理危机的干预工作提出了明确的目标和要求。2008年5月15日，卫生部为指导各地科学开展"5·12"汶川特大地震后的心理干预工作，印发《紧急心理危机干预指导原则》，并制定《灾后不同人群心理卫生服务技术指导原则》，针对灾区群众、救援者、伤员和儿童四类人群进行专门指导。

8.2.2　心理危机干预的机构设置

应急管理中的心理干预的实施最终需要借助基层组织的力量，地方各级政府也在实践中积累经验，探索心理干预的有效途径。2000年5月，杭州心理危机研究与干预中心获批成立，该中心负责在突发事件后组织专业人员，协调各相关机构做好心理危机的预防和干预工作，成为国内首家"由政府牵头、社会力量参与、统一指挥协调、科学全面实施"的心理干预机构。2004年12月23日，深圳市心理危机干预中心成立，同日还成立了深圳市心理卫生协会心理危机干预专业委员会。深圳市心理危机干预中心已成功举办了"全国心理危机干预培训班"，准备培训和建立一支快速反应的心理救助专业队伍。2006年，广东精神卫生研究所作为全省首家试点单位，对突发事件中的受害者进行心理疏导、电话咨询和筛查治疗。2007年10月30日，广州市心理危机研究与干预中心成立，同时成立了广州首个重大灾害事故心理卫生救援队，为灾害幸存者、目击者以及遇难者家属提供及时的心理救助。2008年6月，成都正式成立了中国科学院心理研究所危机干预中心，由其统一协调和指挥四川的心理援助工作。此外，上海、南京等地也纷纷成立心理干预中心，并通过理论研究、公益宣传、专业培训和临床治疗向公众提供各项心理干预服务。

8.2.3 心理援助的其他社会努力

在总结各地心理救助经验，出台相关政策和设立专门机构的同时，社会各界也都在突发事件后的心理干预工作方面不断努力。2008年5月30日，中国心理学会与网易公司就"5·12"灾后重建工作在北京签署合作备忘录，共同发起"蓝十字"携手重建心灵救助站行动。网易公司无偿援助中国心理学会50万元，在地震灾区建立"蓝十字"心理援助基地，对灾区群众实施心理干预和救助，并建立了"蓝十字"心理援助行动官方网站，提供在线心理咨询服务。2005年，中共中央新设了三所国家级干部培训学院，即中国浦东干部学院、中国井冈山干部学院和中国延安干部学院。目前，中国浦东干部学院已经先后共设置了5个教学实验室，其中"领导心理调适实验室"为该学院首创，成立于2009年1月。"5·12"汶川特大地震之后，中国浦东干部学院专门为震区干部开办了两期"灾后重建与领导干部心理保健培训班"。2009年6月，由北京市劳动保护科学研究所、中国科学院科技政策与管理科学研究所共同组织的"风险、预警与现代应急双边学术研讨会"成功举行，北京市劳动保护科学研究所的方曼在会上做了题为《应急管理与心理学》的报告。报告详细讲述了灾后人群心理与行为研究、应急管理框架下的心理救助机制、公众公共安全认知等内容。

8.3 我国应急管理中心理干预现存问题

近年来，我国突发事件心理干预从最初尝试到积极实践，经历了一个由自发无序到组织有序的过程。已有的制度规范和各类科研院所的成立，为今后步入应急管理研究大力发展阶段奠定了坚实的基础。但是，总体看来，我国当前心理救助的能力与突发事件后果的实际需要之间还存有相当大的差距，国家相关部门在应急管理中的心理危机干预还处于初级阶段，存在着一些问题。

8.3.1 心理干预未被纳入应急预案体系

应急预案体系还不健全，心理干预未被纳入应急预案。"非典"之后，我国逐步建立起突发事件应急预案体系，该体系由国家总体应急预案、国家专项应急预案、国务院部门应急预案和地方应急预案构成。尽管体系较完善，既有国家总体应急预案，又有地方应急预案，另外还有专门的应急预案，但是，预案体系中缺乏单独的心理干预应急预案，对突发事件之后的心理救助没有给予足够的重视，各项应急预案中只有少部分内容涉及了心理援助与心理危机干预。如在国家专项应急预案中的国家突发公共卫生事件应急预案中的普及卫生知识部分提及了"针对事件性质，有针对性地开展卫生知识宣教，提高公众健康意识和自我防护能力，消除公众心理障碍，开展心理危机干预工作"。[130]现有预案中个别章节的表述显然是不够的，对阿尔茨海默病患者这类特殊老龄弱势群体的心理干预更无从谈起。应急预案体系不健全导致了应急管理中的心理干预工作缺乏宏观规划、指导与协调，极易陷入混乱。科学健全的心理干预机制应是贯穿应急管理工作始终的，但是在突发事件发生前，心理干预的宣传与培训体系尚未建立，专业人才队伍的组建和维护缺乏制度支持；在危机来临时，紧急心理救援没有规范的流程作为参考，社会资源的动员和整合机制仍不健全；事件平息后，长期心理干预平台的建设与资金筹措机制并不完善。心理干预机制的缺失严重影响着我国政府应急管理工作的发展进程，是造成心理干预实践中众多问题的主要原因。

8.3.2 心理干预的相关法律不健全

自2003年"非典"以来，我国应急管理法律体系建设工作取得了长足进步，现已制定了《中华人民共和国突发事件应对法》（简称（《突发事件应对法》）以及60多部相关法律法规，基本建立了以宪法为依据、以《突发事件应对法》为核心、以相关法律法规为配套的应急管理法律体系，使应急工作可以做到有章可循、有法可依。但关于应急管理中的心理干预问题仍存在法律缺失。1995年由卫生部颁布的《灾害事故医疗救援工作管理办法》、2003年由国务院发布的《突发公共事件应急条例》以及2007年出台的《突发事件应对法》中都未对应急管理中的心理干预事项做出明确规定。虽然广东、浙江等地分别出台了《广东省精神卫生工作体系发展实施意见（2009—2015）》《浙江省精神卫生工作规划》等相关规划和制度，国家在"5·12"汶川特大地震时也紧急编写过《紧急心理卫生干预指导原则》《灾后临床常见精神问题处置原则》等指导性文件，但都仅凭行政命令在执行实施，缺乏法律效力。对危机干预者来讲，其所从事的心理干预依据的是职业道德而不是法律赋予的权利，因此从法律层面规定管理者的职责和权限十分必要。

8.3.3　阿尔茨海默病患者的心理干预未得到重视

首先，走失事件发生后，患者家属、专业照护机构会主要将注意力集中在救助寻人上，想方设法保障走失人员的生命安全。但是，突发事件在造成走失人员生命和身体伤害的同时，也会给走失人员带来心理冲击，使其产生心理障碍，加重阿尔茨海默病患者的病情。由于心理干预在我国起步较晚，宣传的深度和广度不够，未能得到各级政府和广大民众的理解和重视，大部分人缺乏心理干预治疗的意识和知识。政府和公众的认识不足和种种误解造成了当前对阿尔茨海默病患者走失行为后的心理干预推行缓慢。

其次，心理干预是一项持续时间长、成果见效慢的工作，很难短时间内引起政府、公众的重视。而将短期心救助和长期心理救助相结合才是最为科学有效的办法，否则一切心理干预行为将变成一场徒劳的作秀。

最后，全国大部分地区仍缺乏负责组织协调、规划指导心理干预的专门机构，心理干预者只能被动参与或是单兵作战，未能发挥政府对社会资源的整合优势。在民众认识不足的情况下，本身由于疾病困扰导致认知能力和行动能力降低而无法表达的阿尔茨海默病患者的心理干预常常被忽视。

8.3.4　心理干预队伍建设及专业水平有待加强

心理干预与一般的心理辅导有着很大的差异，需要必要的专业知识和专业技能，心理干预人员必须接受过专业的培训。目前，我国专业的心理救助工作者极其匮乏，现有的大多数心理救助人员都缺乏专业的心理干预和救助知识的培训。没有掌握专业技能，在心理救助中就可能采取不恰当的干预手段，不仅不能做好心理救助工作，而且很可能给受助者带来二次伤害。由于在人员组成与培训方面没有形成一支常态化的心理干预队伍，使得从业者数量严重不足，人员素质良莠不齐，影响心理干预目标的实现。

8.4　阿尔茨海默病患者走失心理干预的建议和措施

心理危机干预机制作为突发事件应急管理的一项重要内容，是应急管理部门的重点工作之一，它的建立与完善程度，直接影响着突发事件的救助效果，不仅体现了在突发事件发生时对心理危机的干预与救助，更体现了一个国家对其人民心理健康的关注。因此要重视应急管理中对阿尔茨海默病患者走失行为后的心理危机干预研究，逐步构建综合有效的心理危机应对和干预网络，为构建老龄和谐社会提供保障。

8.4.1 整合资源、统一规划

心理援助工作需要统一协调和科学管理。在全国应急管理机构中，应当确定一个部门作为应急管理中心理危机干预的主管机构，形成全国性的心理危机干预与管理体系；制定统一的政策，在各类突发事件发生后的应急管理中对突发事件后心理援助进行统一部署、规划与协调。同时要整合各种资源，将电话、媒体、网络等资源相结合，发挥政府和非政府专业团体的协同作用；建设综合全面的干预系统，建立广覆盖的横向和纵向的服务体系，制定相关心理救助预案。只有合理地调配资源，做到分工合作、各司其职，才能最大限度地发挥心理援助工作的作用。

8.4.2 建立科学系统的长效机制

心理干预和救助不是一次即兴和热闹的"嘉年华"，而是一个艰苦漫长的工作过程。根据国际相关经验及心理创伤的原理和规律，心理危机干预应如同应急管理体制建设一样，是一项长期细致的工作，应努力建立一个科学、长效的心理救助机制。"5·12"汶川特大地震发生后，大约有几千人从事心理援助工作，但到2009年，仍留在地震灾区坚持进行心理干预工作的人员则为数不多。为了在应急管理中更加有效地开展心理援助工作，除需要心理援助工作者的热情和爱心、专业的技术和方法外，更需要长期的、系统的心理援助体系和机制的构建。我们需要及时总结经验，提高心理援助效果，增强科学性，减少盲目性，探索可持续开展心理援助的长效机制。培训当地心理援助队伍，科学建立相对固定的心理救助机构，将是可供选择的有效措施。

8.4.3 建立高素质心理救助队伍

鉴于心理救助人员的素质在突发事件心理救助中起着重要的作用，基于突发事件心理服务的特殊性与复杂性，心理救助人员的角色及责任也是多元化的。面对各类突发事件，要想更好地、全面地帮助需要受助个体，仅仅依靠某个学科或专业是远远不够的，必须是多领域、多学科的协同工作。心理救助队伍中应以专业的心理卫生人员为主，还要包括其他多个领域的人才，如警察、社会学家、志愿者等，他们分工合作，在救助时面对不同的情况能发挥专业优势互补的效应，使得整个干预工作更加系统有效。此外，在心理救助者的人员选择上，要重视人员的基本素质，不仅要求其要具有专业素质和一些救人助人的知识和技巧，更重要的是要重视其自身的人格特点和心理健康水平。工作人员自身必须心理健康、生活态度乐观，拥有稳定、成熟及理性的工作态度。

8.4.4　采取恰当的服务方式

传统的心理救助服务方式主要是以心理咨询机构为基地，受助人员被动地接受心理咨询。然而各类突发事件所引起的心理问题各有其特殊性，需要受助的个体在突发事件后各方面受到极大创伤，心理非常脆弱，不会认为自己心理不正常。身体功能健康的人群尚且如此，阿尔茨海默病患者由于受疾病困扰，认知能力和行动能力降低，更无法表达心理的困扰。在心理危机干预中，心理救助人员应采取积极主动的接触方式，深入受助者的日常生活中，进行个体交流或团体辅导，更多地把自己看作是受助者的朋友甚至亲人，尽量帮助他们解决问题。心理救助要与解决实际问题相结合，以提高心理救助的有效性。同时，心理救助人员在实施心理干预时，要尽快稳定受助者的情绪，做好倾听与理解，辅之以恰当的表情、动作、言语、手势等鼓励受助者，使其重新燃起对生活的信心。

8.4.5　重视危机干预的培训与教育工作

心理危机干预的培训与教育工作主要包括三方面：第一方面是对心理救助人员进行细致、专业的知识及技能培训，提高心理救助人员的专业素质，使其能提供更加系统、规范和有效的心理救助服务，以适应心理干预工作的特殊性；第二方面是需要向全社会普及心理健康教育知识，宣传危机后各类心理应激知识、精神卫生知识和应对危机的有效方法，指导人们在应急时如何自救与助人，提高全社会对心理危机的认知，以理智的心态面对突发事件；第三方面是要把阿尔茨海默病患者这一老龄特殊群体纳入心理干预受助者行列，让全社会认识这一老龄弱势群体的心理需求，通过心理健康支持和干预，使患者重建治疗和康复信心，以提高患者的各项能力，延缓病情发展，减轻家庭及社会负担，改善阿尔茨海默病患者晚年生活质量。

8.4.6　建立社区心理救助网络

社区心理援助是国际上心理援助的一个重要工作模式，我国中国科学院心理研究所也在积极探索中国特色的社区心理援助模式。社区心理学认为，人们大部分的所谓的"心理问题""心理障碍""心理疾病"，都有一个动态的适应问题，而且突发事件后需要受助群体更容易产生创伤后应激障碍，因此心理工作者与志愿者直接进入社区进行心理疏导是一个有效的途径。可依托社区建立社区心理救助网络，对受助者提供有针对性的帮助，提供社会支持和心理支持，帮助受助者提高其社会功能。

8.5 阿尔茨海默病患者其他心理干预需求及措施

焦虑抑郁症状也是阿尔茨海默病患者最常见的一种精神并发症，这一心理障碍会影响到约50%的阿尔茨海默病患者。大量研究[131]显示，阿尔茨海默病患者伴抑郁症可以导致日常生活能力损害加重、认知损害加快、生活质量恶化、过早住院、自杀危险性增加、死亡率上升、照护者抑郁症状增加、年治疗费用明显增加等情形发生，而心理干预可延缓并有效改善阿尔茨海默病患者的抑郁水平。

现实中阿尔茨海默病老年期抑郁患者的诊治存在更多的挑战。一项基于美国医疗保险管理计划数据库的队列研究[132]显示，仅有13%的65岁以上的老年患者接受了心理治疗，年龄越大，接受心理治疗的比例越低。英国一项旨在减少抑郁患者等候时间和简化行政流程的计划显示，老年抑郁患者接受心理治疗的情况也不乐观，尽管英国已将心理治疗纳入医疗保险，也仅有4%的老年抑郁症患者参与。由此可见，老龄群体接受心理治疗的内心意愿普遍较低，阿尔茨海默病老龄群体在此方面体现出的比例和意愿只会更低。

阿尔茨海默病患者老年期抑郁障碍心理干预措施如下。①认知心理干预：帮助阿尔茨海默病患者自省，识别和改变负面认知。专注于训练解决问题的态度和能力，目的在于通过帮助个体有效地应对其生活中存在的压力问题而减轻及消除精神症状。②认知行为干预：系统性脑力锻炼，有目的地提高认知功能，维护和重建认知储备，可以有效延迟阿尔茨海默病患者的病情进展。有意识地对智力和认知技能进行持续的练习至少能够使认知功能达到稳定，既可维持阿尔茨海默病患者原有功能，还可作为一种补偿机制。③怀旧心理治疗：是从过去入手解决冲突从而平衡现有生活的方法。通过唤起阿尔茨海默病患者过去经历的事件或情景中有意义的记忆，让其重新体验过去的生活片段，并给予新的诠释，协助阿尔茨海默病患者了解自我，减轻失落感，增加自尊及增进社会化。④心理健康教育：是一项被证明在抑郁症的治疗过程中有效的辅助治疗手段。心理健康教育的目的在于提供精神健康知识，帮助患者了解和应对疾病。其形式多样，目前没有统一和明确的治疗流程和设置，如抑郁症认知心理教育工作坊、认知读书会、团体教育咨询、计算机远程教育等。⑤支持性心理干预：家庭和社会以和善、真诚的态度向患者提供心理支持，使其感到更有安全感；引导患者自我安慰；陪伴和鼓励患者多参与户外集体活动，使之保持愉快的心情和乐观向上的心理；鼓励患者参与社会活动，培养广泛的兴趣爱好。

对阿尔茨海默病患者采用适宜的心理护理方法，不仅能使他们保持健康的心理状态，重建治疗和康复信心，而且可以提高患者的各项能力，延迟伴有抑郁症的阿尔茨海默病患者的病情发展进程。如果阿尔茨海默病在老龄个体身上每推迟1年发生，全球将减少950万例阿尔茨海默病患者，到2050年，将可以大大降低老龄个体、家庭及社会的疾病负担。

第九章

安全防护热点技术和未来挑战

展望包括失智失能特殊群体在内的老龄群体的未来：拥有以技术支持的自主、自治、健康、幸福的日常和社交生活。自主独立、安全健康的生活不仅是个人能力的问题，技术支持的自主独立、安全健康还必须根据老龄群体与他们的生活环境之间的一致性和相融性来构建。我们对与老龄群体的医疗保健和独立生活有关的信息技术和服务的最新发展进行综述，以期将其作为对该领域未来发展的认识指南。

9.1 技术本身可能会导致老年人被孤立

基于新一代大数据、人工智能、机器学习、物联网、普适计算等综合技术的安全防护管理服务体系，将能够为老年人提供环境辅助生活中个性化的智能干预措施。但老龄群体通常不是新技术的早期采用者，且由于老年人感知能力普遍下降，会导致他们使用这些技术产品设施时遇到很多困扰。在满足老龄用户的需求和能力方面，技术开发人员往往忽略了对老年用户需求的统计。如果这种趋势持续下去，那么老年人可能就无法获得健康和福祉所不可或缺的新技术。尤其是随着越来越多的服务依赖新技术，这种鸿沟可能导致老年人的社会隔离度增加，并且总体上也减少了人们进入社会的机会。为了避免这些负面的可能结果，设计人员需要了解老龄化的需求，并在设计初期阶段就考虑与老化有关的变化，构建考虑了老龄心理和视觉因素的适合此类用户（尤其是失智失能、肢体残障人士）的用户模型。此外，老年人应该在设计过程的早期而不是后期测试阶段才参与进来，以确保技术产品设备对老龄人口是有用且易于使用的。

9.2 交互式机器人

交互式机器人通过双向通信与人们合作，能够通过由语音识别和合成器系统组成的实时语音界面与人互动。交互机器人在日常活动中能提供的个人援助服务包括：康复阶段辅助用户进食，提醒用户健康相关活动（服药），医疗保健（数据收集、健康指标监测、远程医疗等），监控室内环境安全（厨房溢水、煤气泄漏，极端室温等）。

机器人作为与人类互动的实体，可以参与各种对等关系，对人类行为做出反应，通过持续的人机交互对话来帮助用户解决问题。

科翰（Khan[133]）在瑞典进行的一项人们对家用机器人态度的调查结果如下。

（1）对技术的接受态度。对让机器人执行家务劳动非常满意。新技术提供的益处：①减轻疲劳；②节约时间；③协助用户完成不同的任务，且不需要其他人的帮助；购买技术设备付出不昂贵。劣势：设备使用复杂，需要在专家帮助下学习如何使用新技术。

（2）对机器人功能持有的信心。老年人对于机器人完成操纵和认知类任务（如除尘、清洁窗户、整理床铺、摆放和清理桌子、使用洗衣机、寻找物体、提醒用户）信心不足，对娱乐和家庭安全控制类任务有明显的低估。

（3）对机器人的情绪反应。希望它是动态的、有趣的、令人愉悦的和有用的实体。机器人也被视为笨拙的、潜在失控的、危险的实体。

（4）对机器人的首选特征和交互方式。尺寸小（以便在房屋内的任何地方移动），动作舒适缓慢，使用人类语言与人交互，人可使用简短的命令与机器人交流，采用女性/孩子等年轻的声音。

（5）对机器人侵犯隐私的容忍。仅执行协作要求的任务，执行完任务后即不要在室内自由移动，不让自己成为障碍（尤其对于有视力或运动障碍的用户）。

（6）对自主机器人的前景期待。对具有适应性并能够学习新任务的自主机器人的前景感到焦虑，更倾向于限制机器的自主性。

相较年轻人对机器人这种不断创新的设备持有的刺激性和兴奋性，老年人更关注机器人的实用性和功能性。确定老龄人口对技术持有的态度和对未来技术特定表现形式的期待是技术开发人员获得用户可接受性需求模型的良好途径，这将为机器人设计者和生产者提供有用的建设性意见和进一步创新设计指南。在设计早期对老龄人口的介入调查是弥合新技术带来的可能性与用户需求性间鸿沟的一种简单而有效的手段。

9.3 移动应用设备和服务

信息和通信技术（ICT）领域创造了一些新术语，如gerontechnology，翻译过来是"老年人福祉技术"。它是指满足老龄社会需求的科学技术，用以确保老龄群体在他们整个生命周期内保持良好的健康、充分的社会参与和独立的生活。老年人福祉技术的一些具体研究领域包括工作场所、独立自主的家居生活、家庭医疗保健和照护者支持。研究老龄化社会中移动应用所担当的角色以及未来的发展趋势，是技术研发人员和移动应用服务提供商为改善老年人生活质量和提供所需支持的工作基础。根据欧盟统计局（Eurostat）的数据，到2050年，预计65岁以上的人口比例将增加到欧盟人口的30%（如图9-1）。移动应用产品和服务必须适应不断增长的新经济环境的要求，满足占比持续增高的老年人的需求和喜好。

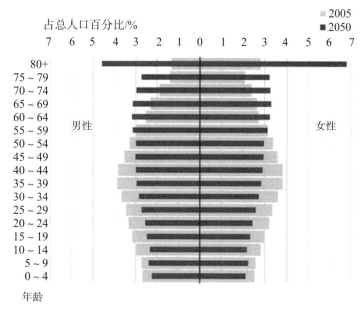

图9-1　欧盟2005和2050年的年龄金字塔(欧盟统计局2008年统计)

9.3.1　老年生活质量和移动应用

老年生活质量在理论上涵盖领域广泛，包括个人身体健康、心理幸福感、社会角色担当/认同感、社会支持/资源、独立性、自主权和对外部环境的感知控制等。表9-1列出了老年人生活质量与老年人对移动应用的期望和需求比较。

表9-1　老年人生活质量与老年人对移动应用的期望和需求比较

老年人生活质量组成部分	患有阿尔茨海默病的老年人的需求	老年人需求
身体健康	健康监测 健康预测 安全报警	自我健康管理 健康信息服务 安全报警

老年人生活质量组成部分	患有阿尔茨海默病的老年人的需求	老年人需求
社会联系 情感福祉	与亲友保持可依赖的通信联系 增强内心安全感	与亲友保持通信联系 感到支持和安全有保障
自治能力 流动性(行动能力)	基本生活活动辅助 日常其他活动辅助 出行交通辅助服务 安全区域设定	生活活动辅助 能自主授权的行动自由 出行交通便利服务 自我价值实现
精神独立	信息/服务提醒服务 帮助记忆	信息提醒 帮助记忆 精神健康服务
社交活动 休闲/娱乐活动	保持社会联系的平台 认知训练的娱乐活动	社会联系的平台 社会认同感 精神健康服务 自我价值实现 休闲/娱乐
外部环境感知控制 工作生活	环境感知和辅助控制	环境感知和自主控制 远程工作生活平台

9.3.2 老年人对移动设备功能的需求

老年人的手机使用率比互联网使用率高得多。不仅是我国，根据英国和欧盟的一项调查：许多老年人在休闲和工作环境中都使用手机[134]。手机在日常生活中被普遍接受，人们离家后更倾向于随身携带手机。在工作生活的压力下，用手机与朋友和家人的联系变得更加频繁。随着退休后休闲时间的增加，与爱好相关的交流也会增加。对于老年人来说，安全感已上升为这个阶段至关重要的问题，他们会担心不慎跌倒、不被他人注意、无法照顾自己。老年人将移动电话视为通信联系、维护友谊和与他人安全链接的有用设备。

（1）对于患有阿尔茨海默病的老年人，仍未满足的关键需求包括帮助患者记忆，保持社交联系，日常生活活动辅助，增强他们的安全感。建议开发具有以下功能的移动应用程序。

①安全报警。移动电话自动报警或充当自动发送警报的可穿戴设备的基站。可穿戴设备还必须配备能够中继位置信息的设备。

②信息提醒。乘公共汽车出行，当公共汽车到达车站时，移动电话提醒用户。

③服务提醒。当用户联系服务中心时，定位服务会被激活，显示离用户最近的服务中心。

④用药提醒。有关药物的信息和服用药物的提醒。

⑤地理围栏设定。用一个虚拟的栅栏围出一个虚拟地理边界。当携带的手机进入/离开某特定地理区域或在该区域内活动时,手机可以接收自动通知和警告。

(2) 对那些仍然有能力管理自己的事务并在退休后很长一段时间独立生活的老年人,他们对促进自身身心健康的服务很感兴趣。针对这类老年人用户,手机功能设计不一定仅限于仅支持基本呼叫提醒功能,还要为他们提供支持他们获得更长、更健康的独立生活机会的功能。

必须考虑老年人因记忆力和认知能力下降而导致的他们在使用和学习使用手机方面遇到的问题,以及肢体不便、视听障碍等疾病带来的局限性。60岁及以上的老年人在使用手机时可能遇到的物理障碍问题包括以下几种。

①操作键:触屏操作键太小,按下时反馈不舒适。

②菜单:太多且大多数都是不必要的,难以理解和调用。

③尺寸:设备尺寸太小无法舒适地握住。

④文字大小:即使使用矫正镜也无法方便阅读。

老年人对手机的最常见需求功能如下。

①记忆辅助工具:包括约定提醒、警报、通信录、记事本和呼叫联系人。

②浏览辅助设计:对老年人认知能力要求较低的个性化界面,仅显示有限数量的基本菜单,易于学习和浏览的界面设计。

③视觉辅助工具:包括更强的背景光,较大的文本、粗体、颜色及用于重要功能的不同形状、颜色或位置的触屏按键。

④触觉辅助设备:易于拿起(包括防滑外壳或带防滑把手),易于舒适把握。

⑤错误纠正设计:最大限度减少用户使用错误的功能,这些功能与担心意外操作的后果有关,包括防止发生意外拨号、电池将要用尽时向用户发出警报、提供指示呼叫是否通过或未通过的反馈的机制。

⑥安全辅助功能:可以包括一个紧急按键和一个将呼叫者列入黑名单的按键。

⑦系统及应用开发专门设置"老龄群体模式",类似于现在有些平台推出的"青少年模式""成年人模式"。

9.3.3 老年人对移动服务的需求

面向老年人的移动应用开发的重要前提是"老年人希望尽可能独立和尽可

能长时间地生活在自己的住所"。使用移动通信技术支持老年人的独立生活主要着眼于个人生活质量，包含以下因素：健康与保健、家庭护理、家务活动、日杂物品供应、安全保护、流动性（行动能力）、隐私保护、信息互通、学习和教育、社会互动、兴趣爱好和工作生活。

1. 医疗健康

利用移动技术能帮助老年人更好地进行自我健康管理，很多智能应用程序已经被开发用来保障老年人的独立生活。手机既可以用作独立工具，也可以与其他技术结合使用。理想框架是将传统医疗保健、家庭护理解决方案、移动网络和移动终端、可穿戴设备和云端平台结合在一起。通过手机终端的健康管理平台监测老年人的生理指标，实现远程实时照护。安装在移动智能终端（手机、iPad等）的健康应用软件，可提供健康资讯、用药提醒、挂号导医、就医咨询等。一项由欧盟资助的CAALYX项目[135]，旨在通过开发一种轻便可穿戴的设备来提高老年人的生活自主性和自信心。其可测量老人的生命体征、检测跌倒和所处位置，紧急情况下（无论老人在室内或室外）与亲人/照护者实时自动通信，具有基于移动电话的GPS（全球定位系统）跟踪功能（监测阿尔茨海默病患者的走失）。该系统的后续研究应结合多种地理位置技术以覆盖GPS失效区域，为老年人提供更全面、更强大的地理位置解决方案。

2. 移动性和安全保障

用户定位和跟踪设备、远程监视系统和警报系统是有关安全性和移动性新技术的最常见的产品和服务。移动电话服务一直被认为是用户定位和跟踪的关键技术，如托拜厄（Toubia[136]）通过配备GPS和指南针的标准移动终端定位在室外环境下迷路的老人。在远程监控系统中，可将移动电话与可穿戴设备和GPS技术结合使用，如斯坎奈（Scanaill[137]）等设计了一种基于手机短消息服务（SMS）的远程监视系统，以远程监视老年人日常生活中的长期移动水平。用户的移动性是通过用户佩戴的基于加速度计的便携式设备来测量获得的。每小时将移动性级别作为SMS消息直接从便携式设备传输到远程服务器，记录数据以进行长期数据跟踪分析。此外，斯坎奈（Scanaill）等使用自定义设计的移动警报软件监控每个受试者的移动水平，如果受试者的移动水平降低，就认为受试者的肌体功能可能出现障碍，则SMS将向相应的医务人员发出警报。米斯克尔（Miskelly[138]）描述了使用全球定位系统（支持GPS的移动电话）技术来定位失踪人员位于建筑物和公共交通工具以外的任何地方的位置。Shuwandy Moceheb[139]根据短消息服务（SMS）评估移动远程监控系统的准确性和可行性，以监控无监督环境下老年受试者的功能移动性。Riisgaard[140]等使用手机的嵌入式摄像头和智能传感器来检测和验证老年人的跌倒问题。

3. 日杂货物补充供应

老龄群体在日杂货物采购及饮食计划中也可使用移动应用服务。我国的京东、饿了么、美团、盒马鲜生等互联网业内巨头纷纷发力打造饮食、服装、日杂货物等供应平台。目前全国大大小小的生鲜电商平台已超4000家，"手机菜篮子"App的争夺战也愈演愈烈。各大超市也纷纷推出自己的超市货物供应App。许多集贸市场的小摊贩也提供移动电话约买送货入楼服务。让手机成为"菜篮子""购物车""饭店服务员"，解决了行动不便的老年人出门购买日常生活必需品及外卖饮食服务的问题。

4. 学习和教育

移动学习是学习者借助较为成熟的移动通信、无线网络、电子信息技术，利用个人移动互联网设备随时随地取得教育资源、教育信息和教育服务的一种新型学习形式。移动学习能有效解决教育资源分享的问题，也为构建学习型社会打通了一条可操作路径，使终身学习更加现实。老年作为人生最后一个阶段，也是终身教育中重要的一环。移动学习很好地解决了师生分离、教学异步的问题，同时它主导的分享、交流、合作、参与的学习理念，对于有着丰富生活经验、较成熟的认知架构的老人来说更为合适。移动学习、远程教育可以帮助老年人和残疾人摆脱孤立感，改善他们的生活和工作质量。电子培训学习方式可锻炼保持老年人的认知能力。许多致力于发展认知训练应用的项目也纷纷出现在移动应用平台，如各类网校、sac证券培训、学习公社、普通话学习、得道、中国大学MOOC、养生保健、数独等。

5. 信息、社交联系

手机、手持设备或电子报纸之类的现代设备使老年人可以随时从移动网络上了解感兴趣的信息。信息对于个人发展、维持与外界的联系以及保持内在心理和精神需求至关重要。

移动电话作为人们社交互动的重要媒介，是老年人通过沟通来维持家庭和社会关系的主要渠道，并且手机平台提供了不同的通信功能（语音SMS、微信平台、QQ、电子邮件手机客户端等）的使用。

据腾讯2019年2月18日发布的《老年用户移动互联网报告》指出，国内老年移动网民数量已经高达8028万，占老年人口比例的20%。如今，微博、QQ、微信朋友圈等社交网络的发展让越来越多的老人拿起手机，学习通过发送短信、微信来与朋友、亲人进行交流。据2019年3月22日青岛全搜索电子报提供的大数据显示，中老年人不仅将微信作为即时通信工具，还将其视作表达情感和维系社交的互动平台，如在微信里发表情和图片（81.8%）或小视频

（68.9%），在朋友圈与他人互动（81.6%），接收或发微红包（83.0%），还有一些中老年人（45.9%）会关注浏览微信公众号文章。社交网络对于老年人的益处也正在显现，他们通过交流、分享、参与来获得认同感等。2017年2月，人民网发布的《生活在此处——社交网络与赋能研究报告》[141]指出，社交网络是重构养老生活的重要工具，使用互联网和社交网络的老年人，生活满意程度显著较高。

6. 游戏娱乐

网络休闲游戏在老年用户市场具有巨大的潜力。除娱乐价值之外，玩网络休闲游戏还可能具有重要的治疗价值。网络游戏允许老年人像其他用户一样，与在线和在同一地点的其他人建立社交联系，从而增强他们的社交联系并潜在地扩大其社交支持结构。增强记忆力是他们从玩休闲游戏中获得的好处。此外游戏会分散他们对慢性疼痛/疲劳的注意力，他们在玩游戏时可以从慢性疼痛/疲劳中获得真正的缓解。玩休闲游戏能为老年人提供身体和心理健康方面的好处。社交互动手机游戏增强了社交互动并确保了娱乐性。但是，有必要确保老年用户有可观的收益，以便他们愿意将宝贵的时间和精力投入可能是丰富而有益的体验中。

7. 远程办公

老龄人口出现在职场的可能原因：①退休年龄的延迟，60～65岁的老年人依然会出现在工作场所；②退休后的老年人的健康状况通常比过去的退休人员要好，且许多工作对身体要求也较低，因此这部分老年人会选择在传统退休年龄之后继续工作；③许多已经退休但尚未受到健康限制的老年人会被补充的退休收入所吸引；④另一些人会因其对社会经济结构的持续贡献而吸引；⑤还有一些人被独立工作可获得收入，使他们在家庭环境中能处于自我感知良好的认可地位而吸引。

一方面老年人能为工作场所带来多年积累的成熟度高、可靠性强的工作经验；另一方面，老年人由于退休而被排斥在工作之外，失去了日常生活的中心部分后，从工作生活过渡到退休生活的失衡可能会导致他们产生无目标、无聊或空虚的感觉，甚至导致严重心理和医疗问题。

远程办公是帮助老年人实现在家工作的一项解决措施。它支持灵活的工作选择，节省大量时间，大多数人每天可以因不必往返于家和职场而节省几个小时，使他们有更多的时间与家人在一起；缓解压力，避免负面的社会变化对他们未来生活的影响，从而更好地保持健康。

那些支持在家工作的移动应用程序可以让有能力的年长者有可能成为理想的远程工作者，尽管他们可能需要完成专门的培训。

9.3.4 老年人手机终端的现状

一些制造商专门为老年人设计移动电话设备，如 Auro-Mobile 和 Emporia 制造商生产的专供视力障碍者使用的设备，Owasys 出品的供听力或记忆力障碍者使用的设备，Funker 手机制造商生产的手机内置了手电筒，以帮助有视觉障碍的用户。这些手机通常都提供一个可自动拨打一些预定义的电话号码的 SOS 按钮。可编程的提醒和任务列表可帮助用户记住要执行的重要任务。还有一些手机，如 Doro 出品的可检测跌落状态并发出自动紧急呼叫的手机，它如果在 5 秒内未检测到运动，将使用运动传感器来提示载体可能处于无意识状态。在这种情况下，手机将触发警报，紧急呼叫预设在紧急列表中的某个号码。

尽管上述手机提供了很多功能，但它们是不允许自定义或添加新功能的封闭设备，是不能通过操作系统创建的专有设备，因此无法在其中安装任何外部应用程序，且无法改善其功能。

而基于操作系统的智能手机可以创建满足用户需求并改善生活质量的定制应用程序。以下是一些与老年人使用智能手机有关的改进。

（1）智能手机现在提供大触摸屏界面，允许用户选择首选选项；当选择这些选项时，将通过振动或声音（用户选择）向用户提供反馈。

（2）可以量身定制或设计智能手机应用程序以满足特定用户的需求；如果用户希望仅使用少量功能，则可以创建一个应用程序来简化此操作。

（3）智能手机已具有理想尺寸选择，使用户可以更舒适地握住并操作所有功能。

（4）可以创建智能手机应用程序以自适应改变手机上的文字大小。

9.3.5 移动应用设备和程序趋势

对于老年人使用移动设备和服务的需求，未来研究和技术开发需要关注的有以下几个方面。

第一，移动终端设备设计人员应考虑老年人的身心衰退等特定障碍。随着年岁增加，他们的视力退化，听力、运动控制协调能力也会退化。目前设计者还没有充分考虑到老年群体的生理与心理状态。

第二，移动应用在健康保健和家庭护理领域。由于老年人在身体和精神上的衰退，使他们经常使用的技术解决方案总体趋势倾向于更加个性化的护理。移动电话既可以用作独立工具，也可以与其他技术结合使用。移动应用需致力于开发将传统医疗保健和新的辅助技术与家庭护理解决方案相结合的平台。然而目前大量的解决方案是不适合老年人需求的标准移动终端而不是个性化终端。此方面需要下功夫改进，以提供老龄群体货真价实的可用度好的方案。

第三，移动应用在移动性和安全保障领域。人员定位、跟踪、远程监视和警报系统可以基于移动功能或与其他设备集成。这些应用程序通常支持使用GPS功能和SMS。研发表现出的一种趋势是将多种地理定位技术相结合以覆盖GPS失效区域。

第四，移动应用在游戏娱乐和远程工作领域。有些空白应予以填补。考虑到游戏要带给老年人治疗、社交、身体、认知等方面的益处，可以考虑开发既可主动参与也可被动参与的游戏（被动参与游戏尤其适合阿尔茨海默病患者）、开发增强记忆力的数字游戏（数独）、开发互动规则简单却带来乐趣的有助于社交互动的手机游戏、在已有游戏基础上推出附加功能（如技术和新规则）。此外，针对最新技术已体现出支持老龄群体便利性工作的趋势，移动应用程序可以推出有助于灵活选择工作并支持新工作的设计策略。在游戏娱乐和远程工作这两方面的移动应用程序应有可能被视为未来的研究领域。

第五，移动应用在信息、学习、教育领域。有研究表明，老年人使用手机比使用电脑更容易，因而同等条件下会优先使用手机而不是电脑。因此，用于信息、学习、教育的移动应用程序是研究人员和制造商感兴趣的工作领域。使用远程学习和虚拟应用程序可以有效地改善老年人/残疾人的生活和工作质量。

尽管本章采用单一分类来分析移动电话在老年人生活质量中所起的作用，但大多数移动应用程序都适用于多个领域的多数人，因此，应以整体观点来开发新应用程序，可以考虑青少年模式、老龄群体模式（失智失能专用模式）、通用模式的选项设置。表9-2列出了可以改善老龄群体生活质量组成部分的移动应用程序和功能示例。

表9-2　可以改善老龄群体生活质量组成部分的移动应用程序和功能示例

老年群体生活质量组成	老年群体需求(包含阿尔茨海默病患者的需求)	移动功能/移动应用程序示例	状态和趋势
身体健康	健康监测 健康预测 安全报警 自我健康管理 健康信息服务	数据备忘录功能:健康监测,预测数据记录,上传至医疗健康管理中心 信息浏览和自动推送功能:健康信息服务 饮食药物提醒、家庭医疗保健平台、电子医疗系统、环境辅助生活项目等	移动电话既可以用作独立工具,也可以与其他技术结合使用 持续的未来研究

老年群体 生活质量组成	老年群体需求(包含阿尔茨海 默病患者的需求)	移动功能/移动应用程序 示例	状态和趋势
社会联系 情感福祉	与亲友保持可依赖的通信联 系、感到支持和安全有保障	通信功能:呼叫、SMS 报警功能:紧急自动报警	这类使用可以增 加、改进、创新
自治能力 流动性 (行动能力)	基本生活活动辅助 日常其他活动辅助 出行交通辅助服务 能自主授权的行动自由 自我价值实现	安全区域设定 人员定位、跟踪服务,监 测系统、警报系统 线上支付等其他服务	当前移动应用 App起了重要作用
精神生活独立	信息提醒服务 服务提醒服务 帮助记忆 精神健康服务	治疗视频、每日音频播 客、新闻更新等	增加、改善、未来 研究
社交活动 休闲/娱乐活动	保持社会联系的平台 社会认同感 精神健康服务 自我价值实现 认知训练的娱乐活动 休闲/娱乐	社交平台、游戏、电子学 习和培训应用程序等	完善、增加、未来 研究创新
外部环境感知 控制工作生活	环境感知和辅助控制 环境感知和自主控制	移动应用程序促进或支 持灵活的工作选项和新 工作重新设计	未来研究

对现有移动终端设备和移动应用程序进行分析,可发现其还存在以下一些不足。

(1)尽管研究人员试图促进早期老年人用户参与信息技术相关产品的开发,但老年人经常不能参与到研发中来。缺乏参与的原因:由于健康状况不佳,很难将用户整合到R&D项目中;他们通常是独立个体,无法轻易参与企业研发团队项目;非政府组织(例如高级协会)通常离研究方向太远。因此,必须提出有关如何更有效地整合用户的想法并落实。

(2)市场上有针对老年人量身定制的产品,它们提供了各种专项功能,对手机默认状态做了改进。但是由于使用的是专有软件,自定义或扩展功能有待改进。

(3)社交支持、娱乐支持、工作支持和培训需求是老年人接受手机的几个重要推动因素,但是大多数技术研究工作并未涉及对老年人的培训和支持。这几个方面也应给予考虑。

（4）应该提供移动手机影响老年人生活的证据。通常评估模型建立的方法是通过问卷或访谈，而没有建立标准的方法来评估模型或应用程序。生活质量的测量工具也应该用于技术项目中，以提供客观的统计结果来证明移动应用程序的有用性。

（5）价格和成本因素与老年人采用移动应用程序也有关。许多研究工作和如何转化研究成果为适销产品都缺少这方面的数据。这点在考虑老年用户群时显得尤为重要。

（6）移动应用程序是改善老年人生活质量的非常有前景的工具，但它们也可能导致社会和道德风险。如社会隔离、经济障碍、丧失个人自主权（服务可能导致阿尔茨海默病患者的决策能力和意愿受到侵害）、隐私丧失（老年用户并不总是了解数据收集的范围或方法，他们对技术的工作方式缺乏了解；阿尔茨海默病患者在走失寻回过程中依赖的通过移动网络广为传播相关信息有可能违背患者意愿）等。对于共享个人数据（如位置）只有在用户或其照护者理解该技术并能提供知情同意的情况下才可以使用。

9.4 智能可穿戴系统

基于智能可穿戴系统的远程医疗保健是新型医疗保健模式，它为解决居家医疗保健问题提供了可行的解决方案。它通过连续监测患者，为人们提供优质的护理，最大限度减少对护理人员的需求，帮助减轻人口老龄化对医疗系统的压力、降低成本以及需要长期护理的慢性病的发病率。目前各国已经研发了各种各样的实验室原型、测试台和工业产品。智能可穿戴系统（SWS）的作用是使生活环境与失智失能/残障/疾患人士受限的行动能力和认知能力相匹配，从而提高医疗保健辅助绩效并最大限度地降低风险。SWS具有支持上述老龄群体独立生活、患者术后康复以及评估个体运动能力的功能。

SWS采用可穿戴或可植入设备，系统包括传感器、执行器、智能结构、电源、无线通信网络（WCN）、运算处理单元、多媒体设备、用户界面、软件以及用于数据处理和决策支持的算法。这些系统能够测量生命体征（体温、皮肤温度、心率、血压、血氧饱和度、心电图、脑电图和呼吸频率），通过无线传感器网络（WSN）将测量结果转发到中央连接节点（如个人数字助理或直接转发到医疗监测中心，然后，医师可以基于所传输的数据来管理患者。SWS作为智能医疗监测设备，能够向医务人员、患者、运动员和健康受试者提供实时处理和反馈信息。

智能可穿戴设备可以在日常生活中佩戴，SWS可确保医疗专业人员对患者进行实时监控的时间要远远长于住院时间或到医生办公室就诊的时间，有助于医疗专业人员根据患者长期的生理体征信息做出更精准的诊断。SWS可以在紧急情况下发出报警信号。例如，当独居老人发生中风情况就触发报警信号，控制管理中心接到信息就可以派出救护车和救护人员。

此外，微机电系统（MEMS）领域的进步已经解决了许多临床适应证，例如药物释放和用于即时检验的生物传感器。在中枢神经系统病变引起的瘫痪的急性和亚急性阶段，植入式皮下电子设备或电极产生的电刺激通常用于运动和感觉功能的恢复。但是，要完全实现SWS的使用，必须克服许多障碍，包括成本、尺寸和重量限制，能耗、传感器实现和连接性，道德、法律、隐私、自由、自主、可靠性、安全性及服务问题。

随着无线技术和普适计算的不断发展，无线传感器网络、移动设备、智能可穿戴设备、SWS和数据通信网络也将不断发展。这些技术将创造一个为远程医疗健康服务提供帮助的智能环境。

9.4.1　智能可穿戴系统（SWS）的技术进展

（1）SWS中的可穿戴设备形式多样，研究趋势从置入居住环境到可植入人体（可植入/可吞咽）以及纺织品中（服装），并扩展为可移植配件、补丁等形式。

①可植入形式：便携式可植入、可吞咽的胶囊。

②补丁形式：生物传感器（皮下补丁芯片）。

③织物形式：服装、纺织品、纤维制品。

④配件形式：手表、挂饰、腕带、珠宝。

⑤固定形式：门诊室、住房、工作场所。

（2）微米和纳米技术、微型/轻型设备、无线传感器网络以及数据处理技术的最新发展已催生了无创SWS的兴起，极大改善了健康监测（HM）系统。SWS中的研究项目集中于检测用户的身体状态（生理参数、活动、移动性、位置）。在移动传感和普适计算的快速发展推动下，可穿戴计算已经开发了强大的方法来自动识别、分类和标记人类健康状态和行为。未来的SWS是具有监测和智能诊断应用程序的无处不在的环境感知系统。

（3）将感知收集到的数据和用户输入信息自动集成到研究数据库中，可为医学界人士、正式/非正式护理人员提供查询患者健康个性化发展趋势的机会，从而及时洞悉患者疾病的进展、药物治疗的效果、康复过程以及支持残疾人活动。系统可能需要用户干预，也可能不依赖用户参与。授权的有慢性疾病的患者更有可能感觉到自己的健康状况得到控制。

（4）无线传感器网络和计算技术的进步为医疗保健系统中的创新可能性铺平了道路。在家庭中，普及型网络可以通过提供内存支持、家用电器的远程控制、医疗数据查询、自动配药以及紧急通信和服务来协助用户。这使我们能够突破医院的物理界限将医疗保健设施带入家庭。同样，在养老院和医院中，护理和医务人员通过SWS和普适计算构成的解决方案，不仅可降低医疗成本，提高患者的安全性，还能更好地支持临床治疗过程。

（5）微机电系统在集成和微型化方面的最新技术进展、单芯片和无线网络中传感器、嵌入式微控制器和无线电接口的出现，催生了用于健康监测的新一代无线传感网络（WSN）。许多监测生命体征的生理传感器、环境传感器（温度，光线，湿度）和位置传感器都可以插入智能无线传感器网络（AWSN）、人体局域网（BAN）、人体传感器网络（BSN）、广域网（WAN）或个人局域网（PAN）中。

9.4.2 智能可穿戴系统（SWS）的解决方案

非侵入性传感器系统允许监测生理功能、日常活动和个人行为。可穿戴式健康检测系统包括各种类型的微型可穿戴式、植入式或体内传感器。这些生物传感器可以测量生理参数（体温和皮肤温度、心率、心电图、脑电图，肌电图和血氧饱和度）。智能设备可以提供实时处理，通过无线人体通信网络进行数据传输，使医疗服务提供者可以对患者进行监测，并在发生危险事件时立即发出报警信号。SWS可以监测有需要的老年人、阿尔茨海默病患者、残障人士、慢性病患者以及有特殊需要的伤者。

便携式可穿戴系统为可访问、高质量、个性化健康监测服务提供了可行解决方案。

（1）日常居家/户外预防医疗方案。SWS可用于居家和室外每天24小时监测患者。监测系统连接到医疗监测中心，监测中心获得连续或不连续的由感知设备传输而来的测量参数。监测中心监测老年人的活动或动作，当被监测对象的生活习惯突然改变时（如出现长时间滞留在家中的倾向或行动不便、进餐减少），可以根据对活动的分析来预见危险情况的发生（过度寒冷或炎热天气，老年人更容易出现肺部感染、脱水或其他疾病）。如果尽早搜集由于疾病、感染或脱水引起的患者行为变化，并在情况变得危险之前就开始适当的治疗或补液，就可以避免病情进一步发展。

（2）现场即时检验医疗方案。最近的研究已经开发了用于即时检验的诊断设备。即时诊断支持对患者病情进行现场临床分析，充分发挥其即时（无须过多等待时间）、跨越空间（医院或居家）的优势。通过微细加工和微流控技术，已经探索了使用即时诊断的多种医疗情况，包括疾病标记、评估疗法、检测化学和生物危害以及识别大流行期间的感染者。微流体装置能够电化学分析多种生化化合物（如葡萄糖、胆固醇、乳酸盐和酒精）。

（3）药物在体内靶向释放控制医疗方案。已经研究开发出包括微储药库、微泵、阀门和传感器在内的微机电系统（MEMS）设备，用于输送微克级的药物。将微机电系统应用于生物医学，它以连续或离散方式表现出可模仿生物器官亚稳定性的能力。用于药物输送的微芯片能够通过按需打开各种微容器来释放药物。在使用诸如阀门或泵组件的微机电系统中，也可以实现脉冲性能，使微机电系统与生物环境以集成方式发挥作用。将仿生学和新生物高相容性分子材料等新学科结合用于组织工程和药物输送的微型设备中，以及使用将活细胞图案化的新技术，可能会制造出基于微机电系统的完全集成的智能设备。这些设备可以代替整个生物系统，并负责在适当的时候提供适当的刺激（如药物释放或电脉冲）。

（4）内窥镜医疗检测方案。胶囊内窥镜涉及微型摄像机，是替代传统医疗检测技术的一种非常有吸引力的方法。传统的临床产品是被动设备，其运动由自然蠕动驱动，缺点是由于医师无法控制胶囊的运动和方向，因此无法从胃肠道的敏感区域收集图像。而主动运动设备可以使胶囊内窥镜检查以完全受控的方式进行。医师能够把胶囊引导至感兴趣的病理区域并完成针对性医疗任务。胶囊内窥镜为筛查、诊断和治疗内窥镜手术提供了新的可能性。

（5）远程监控医疗方案。传感器技术和可穿戴计算技术的进步催生了许多创新设备，如体积更小的无线医疗设备。这些设备能够彻底改变医疗和专业应用，包括诊断、手术、远程患者监护以及室内和室外定位。它在智能仪器中结合了无线传感器的生物传感器，可以远程监控在家中的老人或手术室中的患者。在手术操作过程中或将患者运送到医院的途中，可以通过单个无线医疗设备为每个患者以无线方式控制和监视多台医疗设备。

（6）极端天气/灾害条件下的医疗方案。在极端工作条件下（如在矿井、石油平台类危险部门进行大规模运输时）工作的人员、在灾难性事件（火灾、地震、车/船/飞机事故）中受伤的人员，都可通过可穿戴设备/系统在危险品运输过程或送往医院途中接受监测。监测范围从密集型（每15分钟或更短）到不连续侵入性或非侵入性。智能可穿戴系统还可以通过监测上述环境中的工作人员所处环境的危险信号，向管理中心发送警报从而保护现场工作人员（见表9-3）。

表9-3　使用可穿戴系统评估的重要参数列表

生命信号类型	传感器类型	信号源
肌电图（EMG）	皮肤电极	肌肉的电活动
脑电图（EEG）	头皮放置电极	脑电活动、脑潜能
活动,流动性(行动能力),跌倒跌落	加速度计	手势姿势/肢体运动
呼吸频率	压电/压阻传感器	单位时间的吸气和呼气
心音	听诊器	心脏周期活动引起的机械振动,通过周围组织传递到胸壁
血糖值	血糖仪	血液中葡萄糖含量评估
血氧饱和度	脉搏血氧仪	血液中的氧合血红蛋白
体温	温度探头或皮肤贴片	身体/皮肤
皮肤电反应	金属电极	皮肤电导率

9.4.3　智能可穿戴系统适用的生命体征类型

处于前沿的微米/纳米技术、生物传感器以及无线和移动信息通信技术等多学科研究已引发对多参数生命体征监测的关注。

（1）心血管疾病/心脏病是全球范围内主要的死亡原因之一。世界卫生组织（WHO）指出，心血管疾病是世界上最大的杀手，每年心脏病和中风可夺走1730万人的生命。心绞痛、动脉粥样硬化、心律不齐、充血性心力衰竭、冠状动脉疾病、心脏病和心动过速是主要的心血管疾病。这些疾病可以通过分析个体心电图模式变化来诊断。

（2）糖尿病是葡萄糖代谢异常，无论从医学还是经济角度来看都是最具挑战性的疾病之一。有糖尿病的患者可以通过频繁地、连续地监测血糖浓度，并接受适量的胰岛素来预防低血糖并发症。人造胰腺的发展可能会成为更好地管理和监测葡萄糖水平以及胰岛素注入的解决方案之一。

（3）肾脏疾病。有肾衰竭的患者依赖透析治疗。理想情况下，可穿戴式人造肾脏通过提供全天候透析，可以非常接近真实肾脏的功能。然而，尽管进行了多年的研究，但可穿戴的血液透析（WAK）系统仍然难以捉摸。基于微机电系统膜技术的最新进展有望推动连续植入式肾脏替代治疗的发展。

（4）呼吸系统疾病。患有呼吸困难、睡眠呼吸暂停综合征、慢性阻塞性肺疾病或哮喘的患者可以通过监测呼吸频率来及早发现异常症状，以便尽早进行治疗。可以将织物形式的传感器连接到电子设备，通过对监测数据存储、传输和处理，来对呼吸频率进行评估。这样可穿戴系统将能够对医院和居家患者进行连续而长期的呼吸监测。

（5）癌症。癌症是全球主要的死亡原因。据世界卫生组织报道，2018年癌症死亡人数为960万人（占总死亡人数的22%）[142]。无线传感器网络可以通过使用放置在针头上的传感器对肿瘤周围区域的血流（癌细胞散发一氧化氮）进行检测来检验某些癌症肿瘤是否存在，使医生无须进行活检就可以诊断肿瘤疾病[143]，进行后续治疗以支持其康复。

（6）姿势/运动控制。对于那些进行过髋关节手术的人来说，此类监测尤其重要。嵌入腰带并附在腰部区域的可穿戴式加速度计可以评估中风后偏瘫患者的运动恢复和物理疗效。可以使用加速度计和基于磁力计的设备监测姿势和手势，它可以是微机电或基于纺织品的传感器。陀螺仪、罗盘、加速度计、磁力计、压电传感器和GPS的微型化已可与可穿戴设备组合起来检测复杂的运动模式[144]。

（7）神经系统疾病和大脑刺激。癫痫病是一种以自发性癫痫为特征的神经系统疾病。超过1/3的患者因抗癫痫药用药不足会在服药期间出现癫痫发作。装有抗癫痫药的植入式可穿戴设备能够直接把药物传递到大脑的癫痫病灶中，这种可控用药方式能提供更有效更精准的剂量，同时能避开大脑和身体的其余部分以防止引发副作用。该设备是装有抗癫痫药（AED）的基于聚合物的植入物，以渐进或连续不断方式将抗癫痫药直接释放到负责癫痫发作的大脑区域[145]。纳米技术的最新进展为有效的非侵入性治疗中枢神经系统疾病提供了有希望的解决方案。许多纳米药物可以通过内吞、转胞吞作用或同时通过多种体外和体内血脑屏障模型转运。目前已有临床成功处理中枢神经系统疾病〔如脑瘤、HIV脑病（艾滋病-失智综合征）、阿尔茨海默病和急性缺血性中风〕的案例[146]。

（8）康复治疗。记录运动和肌肉活动模式可以与一组给定的功能性运动任务和肌肉刺激相关联。在中风后康复阶段可以使用配备传感器的衣服评估上肢运动学变量。使用此技术，可以在设备过程中放入传感器和互联线。由于无须通过金属线将患者连接到电子数据采集系统上，因此患者使用这种设备的舒适度增强，并且个体运动基本不受限制[147]。

（10）帕金森综合征、四肢瘫痪。帕金森综合征是一种神经退行性疾病，可诱发运动性症状特征：僵硬、震颤、运动迟缓和运动不足。可量化的客观而连续的数据采集，可提供有关特征性运动障碍的信息以便对患者进行评估。可以使用仿生手套来提供对肌肉的功能性电刺激，以产生手抓或张的动作。该手套旨在改善脊髓损伤或中风后瘫痪的手部功能。植入式器械可以避开神经系统的受损区域，以利于瘫痪后的功能恢复，改善患者生活质量[148]。

（11）运动学科疾病。在竞争激烈的运动团队背景下，竞技运动员之间的表现差异越来越小。可穿戴智能纺织品衣物可以帮助运动员获得优于竞争对手的优势。衣物中的传感器可以使教练员和运动员在运动过程中评估生理特征和身体运动学数据，从而有助于在模拟条件下跟踪运动表现的改善和运动响应，了解运动员的身体如何响应运动。对于诸如泪液、汗液、尿液和血液之类的体液，已经开发了可穿戴式化学传感器，用于实时动态监测汗液等，这为临床医学开辟了新的研究领域。因汗液包含人体必需的基本离子和分子，测量汗液可以收集受试者生理状况的丰富信息。已知汗液分析还可用于识别某些病理性疾病（如囊性纤维化）[149][150]。

（12）心理压力监测。压力是多种疾病的主要诱因，个体压力感测器能够为受试者提供有关其压力水平的连续反馈。医生据此可以客观地评估患者两次就诊之间的压力变化。该系统使用心率变异性的度量来量化训练前后的压力水平，并预测压力抵抗力[151]。系统可以用作对接受过严格训练的军人进行心理/生理评估。情绪是压力的特征之一，情绪过低会损害理性思维和行为。使用生理信号传感器（面部肌肉张力、血压、皮肤电活动、霍尔呼吸效应）收集情绪数据，识别情绪以进行压力分类[152]。

（13）猝死综合征。猝死综合征是高死亡风险病症，其生理征象包括心电图、血液中的氧饱和度、体温、呼吸频率和血压。在睡眠专科门诊可使用多导睡眠图的检查结果对患者猝死风险进行评估，但是该测试的可靠性不高。未来将可通过一个可穿戴纺织品集成系统监测患者的生命体征，为识别疾病发展、早期预警提供低成本、可靠、易使用的解决方案[153]。

9.4.4 传感器系统的位置

1. 作为个人佩戴附件

（1）手表、腕带、头盔、戒指、项链、别针、耳环和皮带扣等。用于测量电脉冲、体温、皮肤电反应和肌电图数据。

（2）电子皮肤或补丁。用于测量皮肤电反应。

（3）臂带。戴在上臂，用于评估心率、皮肤温度、皮肤电反应和运动、热流、近身环境温度。

（4）胸带或衬衫。用于测量生命体征信号。

（5）睡衣和鞋子。用于检测猝死综合征。

（6）鞋子。用于监视测动、分析步态。

（7）安装有麦克风或摄像机的眼镜。用作导航的增强现实眼镜，通过无线方式向佩戴者提供虚拟信息，描述当地文化、周边商店/饭店及佩戴者所在位置附近的交通，同时还提供常规的光学校正功能。

（8）手套。用于记录个人在进行吃饭、穿衣或操作物体等活动时的手势。

2. 体内植入

（1）药丸微型摄像机。用于胃压测量、胃酸碱度测量。

（2）生物传感器。用于连续监测葡萄糖。

（3）植入式肾脏。以持续植入式肾脏替代透析治疗。

（4）药物释放可植入装置。用于体内靶向将药物逐步输送/连续释放。

（5）其他可植入设备。用于肌肉功能性电刺激。

（6）内窥镜用胶囊。用于胃肠道检测。

3. 便携式设备

（1）多媒体设备或系统。

（2）摄像机。

（3）麦克风。

（4）掌上电脑PDA。

4. 嵌入服装式

（1）被动式智能纺织品，充当传感器。

（2）主动型智能纺织品，能够感知并响应环境刺激，同时具有传感器和执行器功能。

（3）智能纺织品，能根据特定情况调整监测行为。

5. 嵌入物体式

（1）嵌入家具或房屋地板，通过多个应用程序处理感应到的环境信息，可获取接触面上的对象位置及交互事件。

（2）嵌入水杯等物品上的RFID标签，可以检测个人何时靠近杯子。这样的系统可以评估一个人使用/偏爱物品的次数，据此习惯可以衡量患者的活动方式。

（3）部署在物品上的提醒系统，可以提醒老年人服用药物。如药瓶盖可以通过改变颜色以提示应服用药物。

9.4.5 传感器系统网络

随着网络基础设施的发展，无线系统已经取代了有线系统。过去的传感器必须通过电缆直接连接到可穿戴计算机上，而现在研究人员已经开发了无线传感器网络（WSN），将传感器嵌入衣服中或允许传感器作为附件佩戴。这里需要部署两个网络以进行目标生命体征监测，并向集中医疗监视服务中心发出警报。第一个是部署在患者身体上的无线人体局域网（WBAN），该系统包括所有可穿戴传感器和作为可穿戴计算机的PDA。第二个网络是个人局域网（PAN）平台，它完善了第一个系统的无线人体局域网（WBAN），可以包括智能手机传感器、视频传感器和环境传感器(见图9-2)。网关通过无线广域网（WAN）运行，并将遥远的最终用户连接到医疗保健监控中心，以管理所有辅助服务。多种可用的无线技术允许智能可穿戴系统与监控中心之间进行数据传输和远程信息通信。这些技术包括无线局域网（WLAN）、全球移动通信系统（GSM）、通用分组无线业务（GPRS）、通用移动电话服务（UMTS）和无线通信技术（WIMAX），它们可以提供广泛的网络访问权限。移动健康（M-health）引入了用于医疗保健的移动计算、医疗传感器和通信技术，未来下一代移动通信技术会也会很快投入运营。在未来的使用中，可以部署卫星网络和超移动设备，将其用作个人电子医疗应用和服务的主要平台，实现无处不在的宽带连接和广泛的个人移动性。

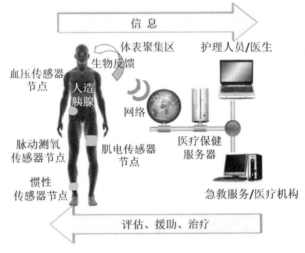

图9-2　无线人体局域网（WBAN）及其环境

9.4.6　当前智能医学可穿戴系统的研究

从手表、腕带到专用智能服装，智能可穿戴系统适用领域的多样性与各种系统架构和组件相对应。这里选择已在学术界或工业界开发，或已商业化的有代表性的智能可穿戴系统。智能可穿戴系统是根据其主要功能（电子组件、智能织物、可植入）来呈现的。

1. 研究原型

（1）基于微控制器或其他电子设备平台

Amon[154]是在欧盟FP5 IST计划的资助下开发的可穿戴显示器。可穿戴式监护仪由腕带式设备组成，该设备可测量皮肤温度、血压、血氧饱和度（SpO_2）和心电图（ECG）。两轴加速度计将用户的移动性与测得的生命体征相关联。医疗保健监控中心的医生基于全球移动通信系统（GSM）的蜂窝通信链路，分析从腕带式设备传输来的数据，依据数据对出现严重心脏/呼吸系统问题的风险进行分类。同时设备还会采取一些适当的措施，例如初始化其他测量、风险提示或将信息传输到中心。Amon的目的是使高危心脏病/呼吸道患者能够独立生活。

救生员系统是由美国国家航空航天局（NASA）和斯坦福大学的研究人员针对极端环境、空间和陆地条件开发的系统。它包括生理传感器（通过阻抗体积描记法测量心电图、心率、呼吸频率、血氧饱和度、体温、血压和运动的电极贴片），一个像烟盒大小的可穿戴盒子以及一个通过蓝牙发送数据的基站。实验人员在极端环境中进行了一系列验证测试，并且通过卫星连接传输到远程位置的数据结果显示了结果的准确性[155]。

LiveNet是由MITMedia Lab开发的用于长期健康监测的医疗健康管理系统（HM）。它由三个主要组件组成：基于移动可穿戴平台的PDA、软件网络和资源发现应用程序接口（API）以及实时机器学习推理体系结构。该平台由一个3-D加速度传感器、心电图、肌电图和皮肤电导传感器组成。它们可以与各种市场上售卖的传感器接口。三层软件体系结构允许应用程序之间的通信、数字信号的分配和处理以及可穿戴应用程序的实时分类器的实现[156]。

我国台湾地区开发出一种能够测量心音图（PCG）、心电图和体温的便携式无线系统。拟定的原型系统成功地使用了蓝牙技术，以无线方式通过空中发送/接收物理信号。该系统包括一个插入电容式麦克风、用于心音图检测的听诊器、三导心电图、温度传感器、包括CPU的测量板、蓝牙收发器、A/D模块和带有外部存储器的掌上电脑（PDA）。PDA通过向测量电路发出命令来控制系统[157]。

Jagos H等已经开发出一种鞋来识别人的步态特征。该系统由力敏电阻器、加速度计和陀螺仪组成。原始传感器数据由微处理器中的数据融合算法处理[158]。

Auranet是俄勒冈大学可穿戴计算小组实施的可穿戴社区。Auranet是个人的社交空间，用户和他的个人计算设备可以在Auranet上进行面对面的交流。它为有认知障碍（脑外伤、失智）的人开发可穿戴助手，该助手通过访问全球定位系统（GPS）信息来跟踪用户的位置。当需要帮助时，它可以访问互联网向照护人员发出请求信息，此外还能够与当地志愿服务人员建立点对点的联系以寻求帮助[159]。

INTREPID项目是开发一种多传感器情境感知型可穿戴设备，用于治疗焦虑相关疾病，并测试其在减轻焦虑相关症状方面的临床疗效。该系统使用生物反馈增强的虚拟现实来促进放松过程。通过使用能够跟踪和可视化门诊环境的手机，可以增强虚拟现实的放松体验。用生物传感器记录患者的生理数据，以便医生可以控制用于治疗广泛性焦虑症和休息状态的临床方案[160]。

Aubade项目是一个可穿戴平台，其使用从面部获得的信号实时分析情绪状态。Aubade主要使用神经病学和心理学领域的各种相关保健应用程序，对包括面部疼痛、面部肌肉疾病、语言障碍、抑郁和压力进行评估。可穿戴平台包括一个遮罩，该遮罩无线收集/发送通过放置在面部的传感器获得的信号（肌电图、心率、皮肤电导率和呼吸率）到集中式系统。它是基于传感器管理和数据融合技术来处理多传感器信号，已经进行了临床试验，检验了可穿戴平台的有效性[161]。

芬兰坦佩雷工业大学已经开发出一种便携式长期生理信号记录仪。该系统包括生物阻抗模块、心电图模块、加速度传感器、控制和存储设备、无线电通信接口、可充电电池和用户界面。该系统可测量生物阻抗、心电图和用户活动。生物阻抗可测量阻抗的动态变化，主要用途是监测用户的呼吸，使用三轴加速度传感器评估用户活动性。该系统设备功耗低，可用于商业化的Ag／AgCl糊状电极和定制的纺织电极已得到临床验证[162]。

中国刘永凯等开发了一种基于可穿戴设备和智能手机的呼吸监测系统。可穿戴式设备的主控芯片采用低功耗蓝牙芯片nrf52832，利用加速度传感器MPU6050采集人体呼吸运动的加速度信号，利用低功耗蓝牙方式与智能手机进行通信；智能手机端软件能够实时接收可穿戴式设备发送的呼吸运动数据，利用后台运行的呼吸检测算法计算出呼吸频率等相关参数，并绘制出呼吸运动波形。此外，智能手机可以对接收到的呼吸运动数据进行存储，可对用户的呼吸活动进行长期的分析研究[163]。

（2）基于智能服装的系统

图9-3显示了用于无处不在的健康和活动监控的可穿戴智能衬衫的整体系统架构，该衬衫由具有集成无线传感器节点的衬衫、基站和用于远程监控的服务器个人计算机组成。智能衬衫可以测量心电图和加速度信号以进行连续监测，并设计开发了实时医疗保健。衬衫包含用于连续监测健康数据的传感器，以及用作

电极以捕获人体信号的导电织物。使用用于基站的IEEE 802.15.4通信标准和用于远程监视的服务器PC，将测量的生理心电图数据和体育活动数据传输到ad-hoc网络。针对高危心脏/呼吸系统患者的腕戴式可穿戴医疗监测和警报系统已经开发出来，可以监测生理参数，例如心电图、心率、血压、皮肤温度等。

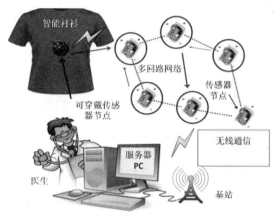

图9-3　可穿戴智能衬衫的整体系统架构

　　MyHeart系统是在欧盟委员会研究计划框架内开发的个人健康助手。该系统旨在通过检测心脏早期房颤，达到能够起到预防和立即用药物治疗的效果。其传感模块通过像普通纱线一样的微小导线被集成嵌入衣服中，这增加了可穿戴系统的舒适度。传感器不需要无线模块，整个系统尺寸减小，并且系统依赖于集中式可穿戴电源，一个主设备控制着服装总线，并负责所有可穿戴组件的同步和电源。该项目已经开发了相关的软件，能够以非常高的精度将活动分类为休息、躺下、步行、跑步以及上楼或下楼。MyHeart项目还开发了心脏带，可以将其戴在胸前，固定在标准内衣的胸带上[164]。

　　MagIC项目是在意大利米兰开发的，其使用基于纺织品的可穿戴系统对生命体征进行无干扰的测量。可洗的带有传感器的背心将纺织品传感器（用于监测心电图、呼吸频率和皮肤温度）和便携式电子板结合在一起，该电子板可测量用户的运动水平，并负责信号预处理和通过蓝牙将信息传输到本地PC或PDA上。从评估测试收集的数据显示，除了剧烈的体力活动外，其获得的信号质量非常好，而且该系统还能够识别房颤发作和房室异位搏动[165]。

　　Biotex是一项由欧盟资助的项目，旨在开发用于测量生理信号和体液化学成分的纺织品传感器，尤其着重于汗液测量。已开发出一种基于纺织品的可穿戴传感系统，该系统将用于样品收集/运输的流体处理系统。该系统与包括钠、电导率和pH值传感器在内的许多传感器集成在一起。此外，还开发了测量出汗率、心电图、呼吸和血液氧合的传感器。从当前的设计看，只要有足够量的汗水，传感器的响应就很好[166]。

由欧洲委员会（由23家欧洲大学、研究机构和紧急管理领域的组织组成的财团）资助的ProeTEX项目，已经为紧急灾难人员开发了新一代的智能服装。ProeTEX服装包括便携式传感器和设备，可以连续监控危害救援人员生命的近身风险。该智能系统可检测穿戴者的生命体征（心率、呼吸频率、体温、血氧饱和度、位置、活动和姿势）和环境参数（有毒气体、一氧化碳和二氧化碳的存在，外部温度和身上衣服的热通量），用以处理数据并将有用的数据远程传输给操作人员。根据对执法人员及城市和森林消防员的特定要求，已经制造了三个ProeTEX原型。核心系统是一个电子箱，该电子箱从传感器收集数据，并通过具有Wi-Fi协议的远程传输系统将数据发送到本地操作协调器。在本地协调器工作站上运行的软件可实时将信息中提取的数据可视化，并在检测到危险事件时自动激活警报。使用ProeTEX系统获得的结果表明，该财团开发的智能服装具有潜力。[167]

Mermoth项目是一项欧洲医疗IST FP6项目的一部分。该服装包括导电和电致伸缩织物以及纱线和干电极，可测量心电图、呼吸感应、皮肤温度和通过加速度计监测活动。PDA可连接到微控制器，该微控制器用作衣服上传感器的接口，并提供射频RF链接到本地PC，用于显示和评估数据[168]。

VTAM项目开发的是通用服装技术，包括织物生物传感器和生物制动器。服装包括光滑、干燥的心电图电极、GPS接收器和几个传感器（监测电击/摔倒、呼吸频率、温度）[169]。

SensVest系统是针对用于"明天实验室"的项目。该系统已应用于理科教师和学生。它测量、记录并传输生命体征（运动、能量消耗、心率和体温）。学生使用SensVest进行的试验证明了可穿戴系统是有希望的。他们能够在没有明显的运动抑制和不适感的情况下进行活动，且数据可靠[170]。

Smart-Clothing项目把对纺织品、无线传感器和执行器网络用于人体监测的研究与用于数据分析和治疗的统计方法相结合，旨在帮助监测妊娠最后4周的胎儿运动[171]。

Mithril项目是下一代研究平台，是在麻省理工学院媒体实验室开发的可感知环境的可穿戴计算项目。Mithrill体系结构包括多协议主体总线和主体网络，集成了一系列传感器、接口和计算核心。Mithrill的目标是使用环境感知应用程序开发可穿戴系统，支持日常使用功能（记录购物清单、电影推荐、会话笔记、消息传递和电子邮件）[172]。

Smart Vest 系统已在印度班加罗尔开发。该系统能够在单个设备上监控多个生命体征（心电图、光电容积描记、心率、收缩压和舒张压、体温和皮肤电反应）。使用射频RF链路将生理信息与用户地理位置一起发送到远程监视分析站，实时进行所有测量分析，并以适当的形式呈现和传输。目前通过涉及25个健康受试者的临床验证，已获得不同程度成功的智能背心原型[173]。

由欧盟资助的项目"财富"和"我的心"，使用了传感棉质衬衫来测量呼吸活动、心电图、肌电图和身体姿势。

美国宇航局开发可穿戴的贴片，以控制宇航员的心率、血压和其他生理参数[174]。

2016年中国仇春燕等设计出一款户外骑行监护服装，它能够感知、反馈、影响环境，实行人与服装的交互[175]。

（3）基于微粒的人体局域网

节点或无线微型节点的使用使组成人体局域网（BAN）成为可能。BAN是以人体周围的设备（随身携带的手表、传感器、手机等）以及人体内部（植入设备）等为对象的无线通信专用系统。

CodeBlue是哈佛大学的一个项目。基于兼容 Zigbee 的 MicaZ 和 Telos 微粒，开发了用于多患者监测环境的传感器网络平台，包括用于脉搏、血氧饱和度、心电图、肌电图和移动性监测的传感器。该项目使医疗传感器、接收器（护士和医生携带的PDA）之间能够进行数据通信。系统软件允许最终用户从指定的网络节点动态请求信息。基于射频RF的本地化系统可跟踪患者和护理人员位置。该系统在30个节点的试验台上已得到验证[176]。

纯（Chung）等人开发了远程医疗保健系统 u-Healthcare。其通信层通过802.15.04网络和码分多址（CDMA）执行双向数据或命令交换，将心电图和血压传感器连接到基本的移动电话设备，以进行信息显示和信号特征提取。只有异常的生命体征（心电图、血压模式）才会被传送到医疗监测中心。这是通过首先提取心电图功能（QRS持续时间、RR间隔或R幅度），然后根据预先指定的标准数据做出决策来实现的。该项目使用加速度计和血氧饱和度传感器，通过胸带和腕带设备获得血压测量值[177]。

李欧（Loew）等人开发BASUMA系统来测量心电图、胸阻抗、体温、呼吸频率、血压、脉搏频率、血氧饱和度、肺功能、活性氧等。该项目配备使用了符合ZigBee标准的飞利浦 AquisGrain 平台的传感器，旨在对慢性病患者进行长期监测[178]。

澳大利亚悉尼的新南威尔士大学开发了基于AMicaZ微粒的平台。该项目调查了使用动态控制无线电发射功率来延长连续健康监测中使用的可穿戴式传感器设备的使用寿命所面临的机遇和挑战。Crossbow Technologies 的 MicaZ 微粒已经通过绑在患者胸部的设备进行了测试，模拟监测了心跳和心电图。实验者进行了几次实验，将设备绑在病人的手臂上（监测血液 pH 值和葡萄糖）。已经测试了几种应用，包括在房间中以正常的步行速度来回行走几分钟或慢速行走（模拟行动不便的老年人/残疾人）以及休息。该系统显示出自适应无线电发射功率控制的潜在优势和局限性，可以节约可穿戴式传感器设备中的能量[179]。

新加坡国立大学已经开发了基于人体传感器网络（BSN）的生命体征常规监测系统。该系统包括无线微粒、放大器电路板和动脉血氧饱和度探针。它能够以基本无干扰方式实时测量生理征象。该设备易于佩戴且使用方便。使用带有 ZigBee 适配器的底座、PDA 手机可以与微粒进行通信，然后显示心电图 / 光学心率数据以及心率、血氧饱和度值和收缩压[180]。

奥利弗（Oliver）等人开发的系统主要针对术后康复患者。患者由于术后疼痛导致活动能力降低，因此有发生并发症的风险。对这些患者的持续监控是实现无线医院美好愿景的无线医疗监测解决方案的有意义尝试。患者站由一个尘埃设备组成，该尘埃设备从记录生命体征的传感器（监测心电图、呼吸和活动水平）接收数据，并负责数据处理的第一阶段。接收到的信号被发送到中央服务器，然后用 moteView 软件完成，并为医疗专业人员、护理人员和急诊医疗部门人员生成警报[181]。

（4）植入式装置

植入式识别设备（IID）是用于识别人员、提供个人信息的设备。由 VeriChip Corp 开发的视频识别 RFID 标签是多种植入式设备中的一种。该标签在 2004 年被美国食品和药物管理局批准用于人体植入。VeriChip 通常被植入上臂。被授权的医疗专业人员可以使用 VeriChip 发出的序列号访问名为 VeriMed 的数据库中的患者医疗信息。即使患者在医疗紧急情况下昏迷或无反应，也可以快速检索患者的重要数据。VeriChip 的目的[182]是快速访问医疗记录，但它也可以具有其他医疗应用程序。医师和其他医疗专业人员可以使用它访问医院敏感区域或某些患者记录。该系统可用于在执行外科手术或使用药物之前验证患者的身份。

美国俄亥俄州和加利福尼亚州两地联合已经开发了植入式肾脏。该系统使用高效膜和基于细胞的生物反应器。实验者已经使用微机电系统 MEMS 来创建具有纳米孔的生物相容性硅膜，该膜可模仿人类肾脏的过滤能力。植入式肾脏已经被证明具有技术可靠性，它在常规 Quotidian 透析和肾脏移植治疗手段之外为患者提供了又一种治疗选择[183]。它能帮助此类慢性疾病的患者更好地独立生活。

其他类型的可植入设备包括用于神经刺激的传感器，该传感器能够减轻帕金森综合征患者的颤抖或癌症患者的急性疼痛，并恢复四肢瘫痪患者的抓握功能。

厄尔德斯瑞（Valdastri）等[184]人开发的植入式遥测平台系统允许在体内监测生理参数。小尺寸电子电路使得该系统适合于微创诊断测试。例如，根据所使用的不同传感器，进行胃食管压力、pH值、葡萄糖监测。

胶囊内窥镜系统[185]允许根据相机收集的数据对患者进行检查。该系统由胶囊本身、便携式图像接收器/记录器单元和电池组以及计算机工作站组成。接受胶囊内窥镜检查的患者佩戴的天线阵列包括八根引线，这些引线通过电线连接到记录单元，并戴在腹部的测试区域。附有引线的记录装置能够记录由照相机在胶囊中发送并由天线阵列接收的图像。胶囊系统可用于诊断胃肠道出血、肠炎、拍小肠X片和监测小肠移植术后愈合。

人造胰腺[186]是已经开发的用于调节血糖的医疗设备。它由四个子系统组成：传感器、泵、控制器和电源系统。实验者通过初步实验的结果已经证明使用人造胰腺实现血糖调节的潜力，系统稳定且数据精确。临床上可行的解决方案需要对控制算法和机电硬件进行进一步的改进。后续建议为该原形设备使用胰岛素控制器以及胰腺分泌胰岛素的比例导数（PD）控制器。

可植入的人体传感器网络在医疗领域的突出应用之一是植入式无线人体局域网（IWBAN）可以帮助盲人改善他们的视力。视力不佳或视力障碍的患者可以使用植入人眼内的视网膜假体芯片以达到合理的视力水平（见图9-4）。

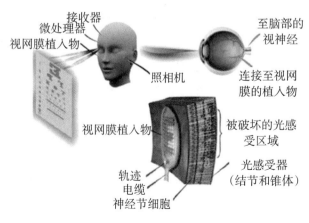

图9-4 盲人植入式人工视网膜

（5）皮肤设备

Glucowatch Biographer[187]是一种微创自我监测系统，可通过提取透皮液体来测量血糖水平。该系统采用反向离子电渗疗法非侵入性地在皮肤上提取葡萄糖。该设备必须使用侵入性的"手指棒"进行数据校准，同时提取尿素成分以试图使该技术完全无创。结果显示，提取通量和尿素浓度均保持相对恒定，但归因于葡萄糖的归一化。透皮、离子电渗通量显示个体间差异，这是由于其机理并不完全受电迁移控制。更具体地说，尽管对血液水平进行了很好的定性跟踪，但生化和代谢因素以及污染仍会影响定量结果。由于有人投诉该设备引起皮肤过敏，因此美国食品药品监督管理局已禁止使用该设备。

微波传感器已经被开发用来对血糖进行非侵入性监测[188]。传感器基于微带环形谐振器。传感器输出的是驻波振幅测量值与在开放端接的螺旋形微带线上固定点采样频率的关系。患者将拇指按在线上，并在压力区域内施加接触压力。已经显示出单螺旋微带传感器在其响应中表现出显著变化，能与几个测试对象的测量血糖水平变化相对应。微波传感器既坚固耐用又经济方便，是解决非侵入性血液葡萄糖测试的理想解决方案。除医院使用外，该葡萄糖传感器还可提供给居家的非卧床患者使用。值得注意的是：必须教会患者如何正确使用葡萄糖传感器，并定期佩戴该设备。带有集成式连续皮下葡萄糖监测装置的胰岛素泵可优化对患者的治疗管理。

丹麦的一家实验室开发了一种基于纺织品的可穿戴电子贴片[189]，可以评估生命体征。

威斯康星大学开发了"第二电子皮肤"[190]。该电子表皮由压力感应材料和用于压力读数的电子设备组成。电子表皮使用具有出色柔韧性和迁移率特性的薄单晶硅。用被称为"油墨和印刷"的印刷方法，将薄硅层黏合到二氧化硅释放层上。将硅层切成微米级"小芯片"的晶格，然后将转移印模层连接到已分割的硅的顶层，再将转移层和"小芯片"转移到柔性基板上。电子皮肤的支撑层是弹性聚酯。电路部分包括两个保护层和一个多功能中间层。中间层是由传感器、电子设备、电源和发光组件所需的金属、半导体和绝缘体组件组成，所有组件均呈蛇形，包括可伸展的网状结构。该系统可以方便地安装在诸如绷带之类的天然皮肤上，或从皮肤上剥离下来。传统的使用笨重电极和硬件所测量的来自心脏、大脑和骨骼肌的生命体征，经实验通过电子皮肤均可获得。此外，也可以使用这种电子皮肤收集其他形式的生理数据。该系统已被证明可行且价格便宜。

（6）其他可穿戴设备或生物传感器

纳米线和纳米管已用于分析应用。最常见的用途是用纳米线调整金或玻璃碳电极之类的体电极。它们能够检测体液中的生化成分、病毒等。碳纳米管（CNT）阵列已被用于开发先进的纳米和微设备。已开发出一种由新型的氧化铜（CuO）纳米粒子调整的多壁碳纳米管阵列电极，用于非酶葡萄糖检测[191]。碳纳米管由于其高表面积、独特结构、出色导电性、超强机械性能和高稳定性而被用作电极材料。该电极被用于分析人血清中的葡萄糖浓度，也有望用于非酶葡萄糖传感器的开发。

基于碳纳米管的传感器已用于检测病毒。碳纳米管生物传感器是采用分层技术组装的，该技术利用纳米管上的化学功能来调整其与病毒和抗病毒抗体的相互作用。

日本丰桥工业大学开发了一种穿透性的硅微探针阵列[192]，每个探针只有几微米直径。微探针阵列的开发采用了标准的集成电路工艺，然后基于蒸气—液体—固体生长，选择性地生长出硅探针。该设备用于神经记录以及神经元刺激。

韩国成均馆大学已开发出一种无酶葡萄糖传感器[193]，该传感器通过将金纳米线电沉积在阳极氧化铝模板中，然后将获得的阵列转移到玻璃基板上而制备。研究者使用循环伏安法研究了葡萄糖在0.1MNaOH溶液中的电化学氧化，探索了葡萄糖的伏安法和安培法检测方法。

另一种非接触式收集心肺体征（包括呼吸和心跳信号）的方法是通过多普勒雷达[194]。但是，如果受试者没有屏住呼吸，则无法区分心跳信号。为了解决这个问题，可以用基于递推最小二乘算法的自适应噪声消除来提取心跳信号，并且心率与从心电图导出的心率密切相关。

用于捕获生物电势信号的低功耗和高性能读出电路已取得设计上的创新进展，它使得可穿戴设备和植入式系统实现了以小型而舒适的系统来捕获生物电势信号（脑电波、心电图和肌电图）。

基于光谱分析测量脉搏血氧饱和度[195]是通过其独特的光吸收特性对溶液中的成分进行检测和定量。双LED脉搏血氧仪可以将动脉血成分的吸收与静脉血、结缔组织和其他吸收剂的吸收隔离开。

可穿戴的除颤器或自动体外除颤器[196]，两种设备都能够恢复室性快速性心律失常患者的窦性心律，在提高有心脏猝死风险的患者的生存中有重要作用。

2. 可穿戴系统的持续研究

持续不断地对有需求的老龄群体监测系统的研究已经取得很多成果。基于家庭环境，使用嵌入在居所的监测系统和电子设备来研究特殊老龄群体的行为和活动，其中通过传感器收集有关人类活动的时空信息。一个多传感器监测平台使用卫星通信将医疗中心与家庭或社区机构联系起来，只要对象独自一人在家，该监督系统便会运行。

（1）如果被监测者所处环境中出现其他人时，会破坏或中断连续性数据的收集。在未来开发的新项目中，应选择可穿戴识别和定位系统以确保数据的连续收集，从而实现对特殊老龄群体的24小时监控。这些系统包括人体传感器网络（BSN）中的识别和定位设备。在家庭照护中，将一种可穿戴式电子标签用于识别和定位对象，被监测者（阿尔茨海默病患者/残障人士）佩戴这些地理跟踪工具就可以进行数据收集并与中心进行通信，以检测和报告可能的危险事件。该系统可以由连接到可穿戴PDA的腰带组成。可穿戴PDA包括BDS/GPS、Wi-Fi定位设备和软件，用于检测安全区域。

（2）如果监测用户精神压力，考虑到慢性精神压力被认为是心血管疾病的危险因素，心脏频率是与压力有关的一个重要参数。用于测量和检测心脏频率变化的非侵入性方法为采取一种对心率变异性（HRV）的监测。有许多论文提到了由于精神压力导致的HRV变化[197]。HRV可以作为自主神经系统（ANS）交感神经平衡的标志，感知到的精神压力会强烈影响ANS的稳态。这些研究目前仅提供研究趋势，而不能作为压力评估的阈值。

3. 商业产品

Bodymedia健康穿戴臂章[198]可戴在右上臂的背面。该设备是由带有加速度计的聚氨酯、热导率传感器、皮肤和环境温度传感器以及皮肤电导率传感器组成的臂章。它还可以连接到无线心率传感器。该系统专注于体重管理，并评估运动、热通量、皮肤温度和皮肤电反应（GSR），从而可以准确测量能量消耗。它可以无线连接到基于全球移动通信系统（GSM）收发器的外部传感器。连接到收发器的自动交换装置（APC）记录原始数据，并将其传输到帮助中心。

Vivago WristCare是一款无线健康监测器[199]，支持用于健康管理和家庭自动化的计算应用程序。腕带式设备可监测皮肤温度、皮肤电导率和运动。

Vivometrics开发了LifeShirt系统[200]来连续测量肺、心脏和其他生命体征。加速度计和用于呼吸测量的传感器被嵌入汗衫内，外部PDA用于存储数据并提取生命体征。

WelchAllyn 开发了 Micropaq Monitor 系统[201]，该系统是置于携带袋里的可穿戴设备。它评估脉搏血氧饱和度和多达五导联的心电图。

Sensatex 开发的 SmartShirt 是基于导电的智能纤维和纳米技术[202]，用于测量心电图、呼吸频率和血压的产品。

Cardionet 是可移动的心脏病患者遥测系统[203]。它用于监测用户心电图，并帮助医生对心律不齐的患者做出诊断。

Medtronic 的 CGMS 和 Guardian 系统是微创连续血糖水平监测系统[204]。其将一次性生物传感器（针状）插入腹部皮肤下，并从间质组织液中评估血糖水平。

A. Menarini Diagnostics 的 Glucoday 是一款便携式仪器[205]，配备有微型泵和生物传感器，并与能够每三分钟记录一次皮下葡萄糖水平的微型透析系统相连。雅培糖尿病护理公司的 FreeStyleNavigator[206]使用基于葡萄糖氧化酶的电化学传感器，该传感器可皮下插入，每分钟可测量 20～500 mg / dL 范围内的间质葡萄糖。

9.4.7 可穿戴系统的当前问题

1. 用户需求，感知和接受

在实际使用这些设备之前，需要研究用户日常生活中使用智能可穿戴系统的偏好。为了探索用户感知方面的情感因素与科学技术使用之间的关系，戴维斯研究发现，参与者对用于健康检测（HM）的无线传感器网络（WSN）的态度总体上是积极的[207]。

（1）基于 WSN 的系统，即具有协助收集各种环境和结构感官数据（体重、血糖、血氧水平、心电图信息、脑电波信息、声音、温度、湿度、光强度、振动和加速度）的传感器仍在开发中，大多数老年参与者难以完全理解微粒所能提供的好处。

（2）由于为老龄群体设计的基于 WSN 的医疗系统的独特性，可能需要扩展或修改技术接受性或整合科技类的当前可接受的需求模型。

（3）在老年护理机构中，有 93% 的患者愿意接受具有微创性，且不会干扰他们正常生活的可穿戴系统。

（4）EPSRC SMART 联盟提出了一项研究，其中使用用户反馈来更改其设备的设计，监测用户的偏好以改进原型设备。在改进该系统时发现新的用户问题，如将有线版本更改为无线版本会导致更复杂的系统管理和用户维护。

（5）当用户使用某些系统和设备的信心降低时，用户容忍度也会降低，关键是让用户建立起能正确使用这些设备的信心。当患者不确定如何正确使用系统时，数据输出也会受到影响，用户对设备的依从性和置信度也会降低。

（6）改进实验原型需要考虑位置的合理性。设备放置位置要合适、小尺寸、易操作和易维护，且最好在没有护理人员帮助情况下也能由患者自如使用。

（7）用户更愿意从专业技术人员那里获得令人鼓舞的反馈数据及关于其表现的可量化的客观数据，而不是从照护人员那里获得鼓励。

（8）在使用手套通过电刺激取得手指肌肉功能数据的情况下，用户将可靠性、操纵电极的困难及电极变干视为问题。熟悉电子设备的用户似乎在设置参数方面的麻烦较少，但发现老年患者很难在设备上设置合适的刺激参数。

（9）可穿戴系统与躯体（手臂、胸部、腰部、腿部等）的贴合度及系统的重量、尺寸，都会限制用户可穿戴智能服装的类型。

当我们致力于推进可穿戴系统以改善患者/独居老年人生活质量的时候，系统开发者需要进行更多地针对老龄群体，尤其是失智失能老龄群体的访谈、问卷调查和实验研究，建立适合这部分人群的心理需求模型，并应与行业合作伙伴（技术、商业、医疗保健等）一起开发原型，在现实生活中进行多种类环境测试。只有易操作、性能好、可靠性高、无干扰的可穿戴系统才能更轻松地帮助用户在日常生活中接受这些设备。

2. 效用及互通性

（1）效用

在医学问题和治疗效果方面，家庭远程监控需要患者的积极参与。它可以更密切地监视每个患者的健康状况，及早发现患者健康状况恶化的警告信号。研究发现需要更大量的随机试验来测试这类技术在家庭监测中的有效性。

就可植入生物传感器而言，尽管其为体内监测提供了极佳的时间和空间分辨率，但它的可靠性通常会受到各种因素的影响而降低，如生物污染、传感器植入导致材料与组织相互作用、传感器漂移等，这些因素目前是开发长期可植入生物传感器的主要障碍之一。

可穿戴设备的重量是用户感到不舒服的原因之一。患者必须长时间佩戴"笨重"的监护仪以收集不常见的心率异常事件，而且皮肤敏感的人可能会因此出现过敏皮疹现象。电极与皮肤之间的接触电阻也会随着时间推移而性能发生变化，降低所收集信号的质量。由于所使用设备的限制，也增加了处理某些数据的难度。如在使用红外传感器监测用户位置的情况下，收集到的位置数据比较嘈杂，这会影响数据的准确性。

在生理测量设备中，用户运动期间不能保证纺织电极能固定在适当位置，通过弹性带和维可牢尼龙搭扣可在电极和皮肤之间施加适当的压力，从而使阻抗块保持稳定且足以测量生物阻抗。但这会导致可穿戴设备舒适性的降低。

使用多普勒雷达信号可以取得用户处于静态时的呼吸和心率信号，而用户处于动态（走路或慢跑）时，大幅度身体运动使微弱的呼吸和心跳信号被淹没，因此很难可靠地估计心率。

（2）互通性

可穿戴医疗设备，如血压计、血糖仪、脉搏血氧仪、心电图监测器和可植入的心血管电子设备，对于医疗保健至关重要。如果临床软件应用程序可以无缝地收集来自各种监测设备传来的医疗数据，则患者和专业医疗人员对这些设备的使用兴趣将会大大增加。工业界已经认可了一种可行的临床应用格式，提出的解决方案涉及从 ISO / IEEE 11073 域信息模型（DIM）到 HL7 个人健康监控报告（PHMR）文档格式的双边映射。一些可穿戴的原型已经开始使用 PHMR 草案标准来存储数据并将其传输给专业医疗人员，最大限度地与他们的信息系统进行互通性操作。

3. 成本、心理、社会经济障碍

在老年人和医疗/照护监测中心建立信息联系的各种配件，可以在紧急情况下通知救护车服务，并且价格低廉。该技术已经使用了30多年。尽管这些配件价格并不昂贵，且有免费领取活动，但几乎每个国家都很少采用。佩戴永久性医疗移动设备和系统会对患者产生心理影响。当前可穿戴系统高成本的服务也限制了它们的扩展。

无线网络是可穿戴系统扩展使用遇到的另一个障碍。如受居住地地理环境所限，许多用户无法访问高速宽带互联网，因此通过互联网访问服务并不是永远可得可用。用户需要有赖以支撑的可穿戴设备和无线网络服务来支持他们的治疗和康复。

此外还需解决一些经济和社会问题，以确保这些新技术系统的市场开放度，克服它们的功能服务及价格限制。可穿戴系统的巨大市场尚未对系统的成本和收益进行有力的分析，系统预期的一些项目只提到系统组件的成本。应该考虑社会经济科学方面的因素，以便医疗保健能够货真价实地满足老龄社会的需求。

4. 隐私、道德和法律障碍

（1）隐私障碍。信息隐私与患者数据的保密性有关，这意味着随着数据处理的不断发展，数据隐私在未来将变得越来越重要。医疗保健中隐私关注的主要领域在数据保护和信息不准确性预防，这导致用户对当前可穿戴系统抱有疑虑。此外，智能可穿戴系统中的会话记录、位置跟踪和监测方面也可能会对用户的隐私产生负面影响。通过可穿戴系统和远程信息处理提供的个人通信、医疗保健援助通常会减少患者与家人、朋友和护理人员的直接联系，这种远程服务可能导致患者被社会隔离。

（2）道德障碍。远程医疗保健要考虑道德障碍，针对电子医疗信息的隐私和机密性应设立明确的指导原则。当可穿戴系统植入物/假体用于检测、监测和刺激生理参数（脑电波信号、血压、血糖、心率、肺心率）时，它们可能会限制用户的自由度，使用户难以决定想将哪些数据提供给负责监控的机器设备。在一个充满智能、无线通信和计算设备的世界里，我们的生活都被数字化，我们说、做、感觉到的一切活动，都可以进行数字化存储并在任何时间被检索。

（3）法律障碍。法律要在保护公民合理合法生活的同时，也保障远程医疗、机器人技术和智能可穿戴系统的健康发展。技术的使用可以跨越时空为最偏远地区的患者提供最好的诊断、治疗（包括外科治疗），可让医生不离开自己的工作场所为其他地区甚至其他国家的患者提供治疗。只有通过国家层面的法律框架体系才能解决地域法律法规及服务不统一的问题，消除阻碍电子卫生医疗保健潜在的障碍。通过针对性的立法，使电子卫生保健、服务运营和经济格局得以重塑，确保健康的信息技术市场以合理的产品服务价格向用户提供高质量的医疗保健服务。

9.5　未来展望

为了完全实现智能可穿戴技术给老龄健康带来的诸多益处，研究人员和技术、产品、服务提供者需要通过研究用户需求以更好地发挥技术的作用，开发全面的健康和保健服务方案，而不是开发仅监视单种类疾病的设备和应用程序。

植入式遥测平台系统允许通过大多数地区现在可用的无线网络对人体进行监测。从家庭到每座建筑物都装有天线，几乎人人都有手机与家人保持联系。在一个数字化地区，随着微机电系统（MEMS）设备、智能电话和智能可穿戴健康系统的发展，居住在家里的老人将被大量共享信息所包围，可以访问可用信息，并且在发生突发事件时可以被监测和救助。通用区域的老年人/残疾人医疗保健组织关键技术的全球视野见图9-5。

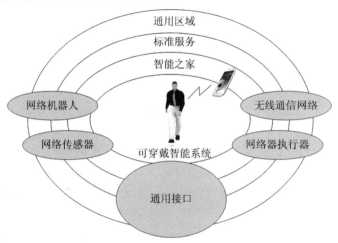

图9-5　医疗组织的关键技术示意图

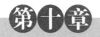

阿尔茨海默病患者安全防护对策建议

为应对包括阿尔茨海默病、失独、独居和空巢群体在内的老龄群体的护理需求日益增加的态势，保障他们的基本权利，体现社会对他们关爱，建设健康和谐社会，构建和完善特殊老龄群体的安全防护社会支持体系已成为重要保障手段。

失智老龄群体的安全防护社会支持体系的构建是一项具有公益性质的事业，其有效运作离不开政府的制度规划和统筹安排。要坚持以政府为主导，进行政策扶持；引入市场竞争机制，进行准市场化运作；营造良好的政策环境，鼓励社会力量参与。要实现政府、市场和社会三位一体，全面推进以科技为先，以居家照护为基础、社区照护为依托、机构照护为支撑的阿尔茨海默病患者安全防护社会支持体系。

10.1　政府应当发挥主导作用

10.1.1　提供稳定的政策环境

政府作为失智老人安全防护社会支持体系多元承担职责的主导方，应注重顶层设计，从长远、全局的角度制定长期发展战略，明确较长时期内的战略目标和基本任务；根据各地区实际情况制定地方特殊政策和短期规划，明确工作规定的任务和目标，并为解决特殊问题制定相应的具体方法和手段。

阿尔茨海默病患者安全防护社会支持体系长效机制的完善依赖于政府的政策支持：一是要实施全覆盖战略，建立多支柱、多层次的养老保障制度体系；二是要彻底解决养老的"能力建设"问题，提高我国养老保障能力；三是要依靠智库的智力支撑，围绕国家养老战略的需求开展前瞻性、针对性、储备性政策研究；四是要在全社会营造尊老、敬老的风气，这不仅可以保障现有老龄群体的身心健康，更能让青壮年群体乐观地预见到自己的老年生活，使全社会成为养老政策的利益相关者，进而出于自身利益考量积极推动和监督养老制度的健康运行。

为此，在对阿尔茨海默病患者安全防护多元承担的社会支持体系进行充分深入研究和精确预测规划的前提下，应由中央政府制定全国性政策法规，规划阿尔茨海默病患者安全防护支持体系多元职责的发展方向，地方政府负责制订符合地方特色的本地发展规划，区县政府负责全面落实，健全传递和反馈机制，加强规范化建设，为阿尔茨海默病患者安全防护理论规划提供一个长期稳定的政策环境。

10.1.2　出台完善的养老政策

我国目前有关养老的政策体系中缺乏直接与阿尔茨海默病患者相关的政策和法规，只有部分涉及失智人员的陈述，更缺乏有效解决阿尔茨海默病经济负担和安全防护的指导性意见。与养老政策相关的中央级发文中，民政部、财政部、国家发改委、国家金融监督管理总局、全国老龄工作委员会、人力资源和社会保障部等各部门出台的文件规划，大部分也主要针对的是失能和半失能老人，很少有文件提到失智老人。因此有必要制定针对阿尔茨海默病患者的养老扶助的专项政策、长期护理政策，优化照护者喘息政策，建立健全阿尔茨海默病患者长期照护保险制度，出台将阿尔茨海默病全面纳入门诊特病范畴等社会公共政策。

10.2　实现阿尔茨海默病患者照护社会化

失智老人问题不单是老人个人和家庭的问题，而是一个综合性、系统性的社会问题。因此不可能单靠家庭或政府来解决，必须加强政府部门与非政府组织、私营机构之间的合作，鼓励和引导社会力量参与到失智老人照护事业中来。

为了解决阿尔茨海默病患者最大的不安即照护问题，可以通过构筑由社会全体共同负担的照护保险制度来消除老人们对照护的不安，以创造人人都能够安心生活的社会，减轻家庭的照护负担。即使老人真正到了需要照护的时候，也能够在社会力量的帮助下按照自己的意愿自理、自立地进行日常生活。

10.2.1　建立和完善照护保险体系

社会照护保险应基于"帮助被照护者自理和自立"的理念，即在老人洗澡、排泄、吃饭、看护及医疗保健需要帮助时，也要维护被护理者的尊严，按照他们的意愿在自己的居所获得他人帮助以实现个人能够自理自立地生活。大多数老年人都希望在人生最后一刻能够尽可能地待在家里，而照护保险制度中的支援服务能够帮助他们实现这个愿望。这意味着支撑老年人日常生活的居家照护服务是照护保险中最重要的内容。

通过采用社会照护保险的方式，明确有照护需求的老龄个人的权利和义务，而保险费用由国家和个人来共同负担，即照护保险财源一半由保险人来负担，另一半由公费来负担。因照护产生的经济、社会、精神、身体等的负担不仅仅是需要照护的阿尔茨海默病患者及其家人的问题，也是全民都要或早或迟面临的问题，因此照护保险的财源应由全民共同来负担，有必要建立全民联合、共同负担的体制。

照护保险给付的内容应以提供服务为主。根据阿尔茨海默病患者的需求，照护可以设计为两类：一类是照护服务，包括居家照护服务、机构照护服务、社区紧密联系型服务和居家照护支援服务；另一类是照护预防服务，包括居家照护预防服务、社区紧密联系型照护预防服务和照护预防支援服务。其中根据专家建议，最适宜阿尔茨海默病患者的是居家照护服务。居家照护服务内容包括上门照护、上门洗澡照护、上门看护、上门康复训练、居家疗养管理指导、社区照护中心照护、中心康复训练、短期入住社区中心生活照护、短期入住医疗机构疗养照护、阿尔茨海默病患者生活共同照护、入住特定设施者的生活照护、提供租赁或购买福利用具（坐便器、助步车、轮椅等）所需费用、支付住宅适老化改造费（安装扶手、防止打滑和移动的便利化）等多项服务。社区紧密联系型服务是依托社区为载体，利用社区内的照护机构、设施为需要照护者提供照护服务。如果居家照护已难以满足照护需求，老年人可以就近或自由选择到疗养型医疗机构、养老机构中接受机构照护服务。

10.2.2 构筑社区综合照护体系

我国阿尔茨海默病老人主要是在家居住，其次是入住专业医疗机构和老年照护机构（如老年公寓、养老院等）。为了让人们更好地了解阿尔茨海默病及关爱身边的罹患阿尔茨海默病的老年人，需要制定了解阿尔茨海默病的社区发展战略，让社区居民认识和了解阿尔茨海默病，让更多的人参与到阿尔茨海默病援助中来。

阿尔茨海默病患者的生活是在医疗、照护和社区的相互衔接下维系的，为此需要构筑能为社区照护需求者提供集医疗、照护、预防、住宅、生活援助于一体的社区综合照护服务体系。该体系以照护、医疗、预防等专业服务为重点，兼顾住宅、生活援助等服务，而且需要自助（即保险中个人负担部分、市场服务的购入、由个人或家庭解决部分）、互助（即志愿者等的支援、社区居民的互助）、共助（即保险给付）、公助（即保险中公费负担部分、地方政府提供的服务）这一体系来支撑。

为了实现社区综合照护，积极推进对阿尔茨海默病患者的支援活动，需从以下几方面着手进行。

一是在照护保险事业计划中，有阿尔茨海默病患者的社区应当明确做出支援这一类老年人的相关规定。

二是加强与医疗的结合。就近建立阿尔茨海默病疾患医疗中心，提供社区医疗服务，制定阿尔茨海默病药物治疗准则，确保一般医院的主治医生具有对阿尔茨海默病患者实施手术及进行处理的能力（明确需要入住精神科医院还是居家医养获得支援）。

三是充实和强化照护服务。制定适宜普及的标准化阿尔茨海默病照护计划，依据患者具体状况提供相应的照护服务。

四是推进照护预防服务。强化早老性阿尔茨海默病的对策，加强护理预防胜于治疗。照护预防是指防止进入需要照护状态，即使进入需要照护状态，也要减轻状态的进一步恶化。照护预防服务不但能改善老年人的运动机能和营养状态，而且能通过改善身心机能或环境来提高老年人的生活自理能力及家庭、社会参与能力，帮助老年人实现自我价值及提高生活质量。

四是强化社区对阿尔茨海默病患者日常生活及家庭成员的照护支援，确保患者获得看护、送餐、购物等多种生活支援服务和权利。以社区综合支援中心为中介，以社区为依托，充分利用志愿者等资源向社区的阿尔茨海默患者提供预防、医疗、照看等一天24小时一年365天不间断的生活支援服务。如对阿尔茨海默病患者提供上门照护、日托服务、夜间照护及服药、喂饭喂药、洗澡等访问服务。

五是对居家医养的阿尔茨海默病患者的住宅进行适老化改造，完善居所内适老化辅助设备、器具和设施。

10.3　引入准市场化运作

国家在加大投入兴建适宜阿尔茨海默病患者的专业养老院或可以接纳阿尔茨海默病患者的公立养老院的同时，要把提供阿尔茨海默病患者照护服务的社区和机构供给方式从"政府措施"型向"市场契约"型转变，运用市场的力量为老年人提供多样化、高质量的照护服务。如我国目前政府已逐渐放开管制，允许民间企业团体等营利机构参与到老年服务事业中来，扩大照护服务供给主体，实现经营运作的民营化。按照"福利市场化""老年服务社会化"的发展思路和处理方式，引入市场竞争机制，可以彻底去除公办养老机构人浮于事、高耗能低效率的不良弊端，控制护理服务成本。同时，应当营造平等参与、公平竞争的市场环境，导入市场原理和契约精神，基于自由选择的名义实现服务供给主体的多元化，通过服务提供机构间的竞争来提高费用的使用效率，通过利用者的选择来提高服务的质量。将福利服务变成特殊"商品"，服务对象由"社会弱者"变成"消费者""理性经济人"。阿尔茨海默病患者安全防护支持体系中的照护服务市场并非经济学上的纯粹的市场，应是准市场。虽然服务供给主体中社会民间企业占了很大一部分，但在财政方面，财源的调整和价格的制定应由政府公共机构来执行，需求价格取决于市场机制的原理在此并未发生作用。照护服务的市场化有利于提高服务的质量和效率，满足利用者多样化的护理需求，但同时市场化的发展可能带来道德风险。由于阿尔茨海默病患者照护需求的不可预测性、不确定性、信息的非对称性、照护服务的复杂性、需求的个别性、利用者不愿退出照护服务以及其他外部因素，导致道德风险发生在需求者和供给者之间，进而造成供给过剩或需求过剩，导致照护费用的增加，最终难以达成照护服务的效率和公平。

阿尔茨海默病患者安全防护服务的总体框架由中央政府来制定，对服务对象、服务内容、服务费用及价格进行规范，制定统一的照护服务认定标准和照护级别，设定筹资主体分担比例等。主要可从以下几方面实施：一是照护服务的价格不是由供需决定的市场价格而是中央政府决定的公共价格；二是护理服务费用不是全部由利用者负担，利用者只承担部分费用，剩下的由公费和保险费负担；三是照护服务的使用不是自行购买，而是要到政府行政窗口申请，经过访问调查、系统认定和照护专有机构（如照护服务认定委员会）判定后得出需要照护的级别，最后根据需要照护级别所限定的限额范围制订照护计划，购买相应的服务。在照护服务的供给方面，居家照护服务允许有营利性质的民间企业参与，但是机构照护服务只限于非营利机构，如社会福利法人、医疗法人等。地方各级政府参照国家统一标准制订周期性的机构整改计划。

10.4 推行特殊群体援助制度

第一，对于阿尔茨海默病老龄群体推行智能化养老制度。国家可大力扶持对阿尔茨海默病养老群体领域机器人的研发，重点奖励研发移、乘、搬、运等移动辅助智能技术，针对阿尔茨海默病老龄群体制定智能机器人的免费租用或租用补贴制度、住房适老化改造补贴或免费制度。

第二，对于阿尔茨海默病老龄群体、孤寡老人，政府推行"安危确认制度"：政府联系公共事业部门或企业来共同实施，随时掌握老人健康状况、生命状态、生活需要。如电力、自来水、煤气公司的抄表员，快递公司的快递员，各报社的送报员，居住小区保安公司的安保员等，他们在日常巡视工作中，如果发现老人所订邮件多日没有收取、白天一直亮着灯等，必须向指定的政府部门报告，以防止这类老人遭遇意外而无人知晓情况的发生。

第三，对于阿尔茨海默病老龄群体、孤寡老人，政府推行送盒饭上门制度。在现有试点城市和地区启动的"老年食堂"的基础上，解决收支平衡难点问题，通过财政补贴、公益招标等方式，给这类老龄群体提供送盒饭服务。这些盒饭可委托附近24小时便利店或外卖公司配送。由于盒饭一日三餐都需要配送，因此盒饭配送员即成为老人健康的监督员，承担每天填写老人情况报告并向当地相关部门反馈的责任，由当地政府支付给24小时便利店或外卖配送公司一笔资金作为补贴或奖励。目前各地试点的"老年食堂"不能在大范围内复制推广的原因是收支不平衡，但采用商业运营手段又会增加这类老人的经济负担，故需要国家在政府财政补贴、社会组织运营方面进行统筹规划、科学设计及监督管理。

第四，对于阿尔茨海默病老龄群体、孤寡老人，提供类似于日本的"密封瓶特殊服务"制度。如政府向这类老人发放密封瓶，根据密封瓶信息对老人进行救助。密封瓶里装有两张表格：一张是发生意外情况时的家庭成员联系表，另一张是急救信息卡，急救卡上有老人的社保号、血型、患有的疾病和正在服用的药物等重要急救信息。这两张表装进密封瓶后，统一指定放在冰箱门（因冰箱是目前每户家庭不可少的电器设备，放置地点雷同且尺寸外形醒目易被快速定位）上的储藏格位置，并在冰箱门外贴提示标志。这类老人一旦发生意外，只要还能拨打急救电话或触动室内任何设施设备报警，急救人员上门后就无须过多询问，只要找到密封瓶就可对老人进行第一时间救助。

第五，推行公共场所人员走失预警制度。在一些大型公共场所加入安全警报系统。如果阿尔茨海默病患者的照护者在公共场所发现与被照护人失散了，可以马上求助于走失预警系统，这些场所即按规定启动预警程序。

第六，建立统一标准信息数据管理制度。需要出台直接有力的规章制度，规范走失人员相关信息的收集、登记、建档工作。按照统一标准建立包括体貌特征、音频视频和生理信息（DNA数据及指纹等）的全国救助管理信息系统和在公安机关备案的失踪人口管理系统数据库。支持救助管理机构可以合乎规范地直接使用公安机关信息数据的政策和规章制度，以有效降低走失人员的协查难度，提高查寻工作效率。

10.5 完善法律法规建设

养老服务的发展应采取立法先行的原则，建立完善的养老服务法律体系。如制定针对阿尔茨海默病老龄群体的"社会照护保险法"，惠及老龄群体的"老年福利法""老龄社会对策基本法"等法律法规，将包括阿尔茨海默病患者在内的老龄群体的养老、保健、照护等服务纳入法制范围。同时，还亟须制定以下法律法规：

一是制定有关阿尔茨海默病患者走失/失踪紧急响应的法律法规；

二是为通信运营和网络服务可能出现的隐私问题提供法律支持；

三是制定走失人员信息在主流信息平台强制推送及广播的法律法规；

四是制定有关BDS/GPS定位和可穿戴数据的隐私法案；

五是出台精神卫生方面，特别是对阿尔茨海默病患者在突发事件后进行心理干预的相关法律。

10.6 结语

随着老龄化的加剧，人口红利不断削减。在人口红利的枯竭期，把处于职业年龄的家庭照护者留在家中照护阿尔茨海默病患者，不可能也不现实。通过对阿尔茨海默病患者安全防护社会支持体系的构建，可以使社会力量的援助之手直接进入家庭，向家庭提供最直接的帮助，使家庭中的子女以及其他成员能够摆脱沉重的负担，将主要精力用于国家建设，推动社会经济发展。通过社会支持，不仅可以保证包括阿尔茨海默病患者在内需要照护的老龄群体能获得基本、适宜的服务，而且可以解放家庭照顾者，使他们能发挥所长，实现个人价值，为社会创造效益。可见从社会角度看，构建阿尔茨海默病患者安全防护社会支持体系有其现实意义。

本研究定位于构建阿尔茨海默病患者安全防护社会支持体系，力求充分整合可利用的所有资源，从"互联网+"的新一代信息技术入手，解决阿尔茨海默病患者的照护需求问题，也为相关政策的制定提供依据。

阿尔茨海默病患者安全防护支持体系的社会化服务推进是一个长期的过程，需要整体设计，稳步推进，要有计划、分步骤地落实。有必要制订服务长期发展规划，结合现阶段地区的实际，形成适宜的基本服务包，并规划下一阶段可扩展的项目。在推进过程中，首先需要政府的大力支持，通过舆论宣传、政策先行及持续的资金保障，让供方认可，让需方积极参与。其次要先试点，再推广。先在老龄化程度高、长期照护服务发展成熟的区域进行试点，解决问题，总结经验，调整优化实施方案。待方案运行成熟，效果评估满意后，再辐射到周围区域，稳步推进阿尔茨海默病患者社会支持体系的构建。

随着服务的深化，服务项目日趋丰富，相关的配套逐步成熟，不同人群对服务的需求也呈现个性化、差异化。为了实现供方和需方的无缝衔接，从服务的提供角度，有必要将针对性服务进行打包，形成针对专门人群、机构的服务内容，规范服务内容，提高服务提供效率，增加需方的可获得率。在服务包定制中，很难将失智老人需要的所有服务都纳入服务包。课题组通过专家论证结合实际调查结果，从"互联网+"的新一代信息技术入手，在安全防护社会支持体系中纳入现阶段可操作的、失智老人最需要的服务项目，形成失智老人安全防护基本服务包，即居家医养——疾病预测服务包、居家照护——安全防护服务包、出行安全——走失应急服务包、精神慰藉——应急心理干预服务包等四个服务包。

本项目的研究是以阿尔茨海默病患者的现状为基础，开展对安全防护社会支持体系框架、模式的研究，从"互联网+"的新一代信息技术入手，围绕服务模式研制具体的服务包，最后完成基本要素测算及政策建议。这是一套系统化研究的思路，不仅适用于失智老人，对失能、空巢、独居等其他弱势老龄人群体安全防护的社会支持体系研究也有一定的借鉴和推广价值。

参 考 文 献

[1] DE DEYN PP, NOBILI F, et al. 2011 Alzheimer's disease facts and figures[J]. Alzheimer's Association Alzheimer's Dement, 2011, 7:208-244.

[2] 李峥. 老年痴呆相关概念辨析[J]. 中华护理杂志, 2011, 46(10):1045-1048.

[3] AALTEN P, JOLLES J, VUGT M, VERHEY F. The influence of neuropsycholgical fiinctioning on neuropsychiatric problems in dementia[J]. J Neuropsychiatry Clin Neurssci, 2012, 19(1):50-56.

[4] World Health Organisation: Demetia Factisheet[EB/OL]. [2018-10-25]. http://www.who.int/medizcentre/factsheets/fs362/en/.

[5] THIES BLEILER L. 2013 Alzheimers disease facts and figures[J]. Alzheimers Dement, 2013, 9(2):218-265.

[6] CHAN KYS WANG, THEODORATOU E. Epidemilolgy of Alzheimer's disease and other forms of denmentia in China, 1990-2010: asystematic review and analysis[J]. Lancet, 2013, 381(9882):206-223.

[7] World Health Organization. The top 10 cause of death[EB/OL]. [2018-9-22]. http://www.who.int/en/.

[8] VERHEY F. 痴呆症：一个公共卫生重点[R]. 世界卫生组织, 国际阿尔茨海默病协会, 2012.

[9] 王秀华, 吴婉清, 耿梦雅, 等. 康复训练对老年痴呆症患者生活自理能力的影响[J]. 中华护理杂志, 2014, (4):31-33.

[10] 上海医药. 世界卫生组织发布最新全球十大死因 [J]. 上海：医药卫生科技, 2018, 39(11):106.

[11] 老年痴呆症的认识和预防[EB/OL]. [2014-5-16]. http://www.jkb.com.cn.

[12] ROBERT P H. Neurollgical disorders: public health challenges[R]. Geneva: World Health Organization, 2006.

[13] 向寒梅, 黄淑华. 老年痴呆患者看护者心理状况的分析[J]. 南华大学学报(医学版), 2008, 36(5):710-711.

[14] 谢其鑫. 阿尔茨海默疾病经济负担及承担主体职责研究[D]. 北京:北京中医药大学,2019.

[15] 刘春杰,董立珉,崔明辰,等. 漯河市养老院老年人老年痴呆患病率及危险因素[J]. 中国老年学杂志,2013,33(18):4518-4519.

[16] 郑志强,郑永愉. 基于互联网的城市独生子女家庭老年人护理业务分析[J]. 辽宁医学院学报(社会科学版),2014,1:45-48.

[17] 中国老龄委员会. 2018年中国人口老龄化现状分析及人口老龄化趋势预测[EB/OL]. [2018-5-17].http://www.chyxx.com/industry/201805/641672.html.

[18] 孙雪冬. 19例老年痴呆患者的护理体会[J]. 中国医药指南,2016,14(9):257-258.

[19] 冯斯特,刘素珍. 对老年痴呆患者家属照顾者实施支持性干预研究的文献分析[J]. 中国实用护理杂志,2013(19):48-50.

[20] 田金洲. 延缓病情进展,中医辅助痴呆[N]. 健康报,2013-1-2.

[21] XIAO L D, WANG J, HE G P, et al. Family caregiver challenges in dementia care in Austrilia and China:a critical perspective[J]. BMC Geriatr,2014,14(6):1-14.

[22] BLEICHRODT H. nada-in-well-being-of-elders-etudy [EB/OL]. [2015-4-26]. http://www.theglobeandmail.com/life/health-and-fitness/health/canada-ranks-fifth-in-well-being-of-elders-study/article14621721/.

[23] NEUNDORFER M M, MCCLENDON M J, SMYTH K A, et al. Does depression prior to caregiving increase vulnerability to depressive symptoms among caregivers of persons with Alzheimer's disease[J]. Aging&Mental Health,2006,10(6):606-615.

[24] 翟金盛. 居家老年性痴呆患者配偶的抑郁焦虑状况及影响因素[J]. 医学研究生学报,2010,3:263-266.

[25] 何敏兰. 老年痴呆患者主要照顾者的心理弹性与社会支持研究[J]. 临床护理杂志,2019,18(2):30-33.

[26] 韩颖. 老年痴呆住院患者疾病经济负担及影响因素研究[D]. 青岛:青岛大学,2017.

[27] KUO Y C,LAN C F,CHEN L K. Dementia Care Costs and the Patient's Quality of Life in Taiwan:home versus instisutional care services[J]. Arch Gerontol Geriatr,2010,51(2):159-163.

[28] FARINA N, RUSTED J, TABER N. The effect of esercise interventions on conitive outcome in Alzheimer's Disease: A systematic review[J]. Int Psychogeriatr, 2014, 26(1): 9-18.

[29] HOOGHIEMSTRA A M, RAIJMAKERS P G, van Berckel BN, Scheltens P, Scherder E, et al. The effect of physical activity on cognitive fuction in patients with dementia: A mena-analysis of randomized control trials[J]. Ageing Res Rev, 2016(25): 13-23.

[30] WIMO A, JONSSON L, GUSTAVSSON A. The dconomic ecomomic impact of dementia in Europein 2008 cost estimaties from the Eurocodeproject[J]. Int J Geriatr Psychiatry, 2011, 26(8): 825-832.

[31] VARELA G, VARONA L. Alzheimer's Care Home: a Focus on Caregivers Strain [J]. Prof Inferm, 2011, 64: 113-117.

[32] KE K M. The direct, indirect and intangible cost of visual inpaiment caused by neovascular age-related macular degeneration[J]. Eur J Health Econ, 2012, 26 (8): 825-832.

[33] MARC WORTMANN. Importance of national plans for Alzheimer is ease ande dementia[J]. Alzheimer's Research & Therap, 2013, 5: 40-48.

[34] NG AMANDA, CHEW IVANE, NARASIMHALU KAAVYA. Effectiveness of Montreal Cognitive Assessment for the diagnosis of mild cognitive impairment and mild Alzheimer's disease in Singapore [J]. Singapore Medical Journal, 2013, 54(11): 616-619.

[35] MICHAEL D. HURD, PACO MARTORELL, KENNETH LANGA. Future monetary costs of dementia in the United States under alternative dementia prevalence Scenarios [J]. Journal of Population Ageing. 2015, 8(2): 101-112.

[36] BOARDMAN A, NORDBERG D, VINING A. Cost benetits analys: conepts and concepts and pratice 3rd edition paper[M].3edition. New Jersey: Prentice Hall, 2011.

[37] LOPEZ-BASTIDA J, SERRANO-AGUILAR P, PERESTELO-PEREZ L, et al. Social-economic costs and quality of life of Alzheimer disease in the Canary Islands, Spain[J]. Neu-rology, 2010, 67(12): 2186-2191.

[38] DANIEL L, MURMAN, MARY CHARLTON, ROBIN HIGH, et al. Predicting costs of care for unique dependence levels in patients with Alzheimer's disease [J]. Alzheimer's & Dementia, 2010, 5(4): 408-409.

[39] NORDBERG G, VON STRAUSS E, KDREHOLT I, JOHANSSON L, WIMO A. The amount of informal and formal care among nondemented and deme-mendted elderly persons results from a swedish population-based study otter Junhagen M[J]. Int J Geriatr Psychiatry. 2015,20:862-871.

[40] GIANCARLO P, MARIA GRAZIA G, LAURA B. Effect of cholinesterase inhibitors on attention [J]. hem Biol Interract. 2013,203(1):361-4.

[41] ZENCIR M, KUZU N, BESER N G, et al. Cost of Alzheimers disease in a developing country setting[J]. Int J Geriatr Psychiatry,2010,20(7):616-622.

[42] MILLERL E A, ROSENHECK R A, SCHNEIDER L S. Assessing therelationship between health utilities, quality of life, andhealth care costs in Alzheimer's disease:The CATIE- AD study [J]. Curr Alzheimer Res,2010,7(4):348-357.

[43] CHIATTI C, FURNERI G, RIMLAND J M, DEMMA F, BONFRANCESCHI F, CASSETTA L, et al. The Economic impact of moderate stage Alzheimers disease in Italy:evidence from the UP-TECH randomized trial[J]. Int Psychogeriatr, 2015,27(9):1563-1572.

[44] JIANPING JIA, CUIBAI WEI, et al. The cost of Alzheimers disease in China and reestimation of costs worldwide[J]. Alzheimers&Dementia,2018(14):483-491.

[45] 李昂. 2010—2050年中国老年痴呆的预测研究[D]. 苏州:苏州大学,2015.

[46] THIES W, BLEILER L. 2013 Alzheimers disease facts and figures [J]. Alzheimers Dement,2013,9(2):208-245.

[47] 王晓成. 阿尔茨海默病疾病负担研究[D]. 太原:山西医科大学,2012.

[48] 雷婷. 苏州市接受机构护理的老年期痴呆的疾病经济负担及影响因素研究 [D]. 苏州:苏州大学,2011.

[49] 韩颖,田立启,张云,等. 老年痴呆患者直接经济负担影响因素分析[J]. 中国公共卫生管理,2016,3(3):321-323.

[50] 胡文生,唐牟尼,郑洪波,等. 老年期痴呆患者在社区、老人院与住院中的经济负担研究[J]. 实用医学杂志,2008,3(10):1821-1823.

[51] 安翠霞,王学义. 痴呆照料者经济负担因素的多元分析[J]. 中国健康心理学杂志,2010,11(4):392-394.

[52] 李小卫,王志稳,郝薇,等. 北京市不同场所痴呆老年人照顾成本及影响因素[J]. 中国老年学杂志. 2017,13(5):1246-1249.

[53] 但秀娟,王晓京,苑萍. 老年期痴呆患者卫生经济状况分析[J]. 感染,炎症,修复,2016,7(2):106-108.

[54] 刘群,吴荣琴,孙复林. 老年期痴呆患者照料者负担及其相关因素调查[J]. 上海精神医学,2009,9(4):234-236.

[55] 郭洪菊,李玥伶,王娟. 阿尔茨海默病与帕金森病疾病负担研究分析[J]. 慢性病学杂志,2018,11:1511-1514.

[56] GROOT C,HOOGHIEMSTRA A M,RAIJMAKERS P G,VAN BERCKEL BN,SCHELTENS P,SCHERDER E,et al. The effect of physical activity on cognitive fuction in patients with dementia:a mena-analysis of randomized control trials[J]. Ageing Res Rev,2003(25):13-23.

[57] 马起山,邹宇华,张顺祥. 疾病无形负担的研究进展[J]. 中国卫生经济,2011:90-94.

[58] 于保荣,许晴,刘卓,等. 新发传染病经济负担的方法学研究[J]. 卫生经济研究,2017(7):25-29.

[59] 姚春娟. 阿尔茨海默病经济负担国内外研究现状[J]. 中国城乡企业卫生,2016,2(7):26-28.

[60] 樊清华. 山西省老年痴呆疾病影响因素分析及卫生服务研究[D]. 太原:山西医科大学,2012.

[61] 翟俊伟,王晓成. 阿尔茨海默病家庭负担影响因素分析[J]. 中华流行病学杂志,2015,6(9):962-922.

[62] CUMMINGS J L,MORSTORF T,ZHONG K. Alzheimer's disease drug-development pipeline:few candidates,frepuent failures[J]. Alzheimer Res Therapy,2014,8:37-45.

[63] JANSSEN. Alzheimer's challenge 2012:seeking new tools to help improve Alzheimer's care[J]. NewsRX,2012(2):136-137.

[64] KUO Y C,LAN C F,CHEN L K. Dementia care costs and the patient's quality of life in Taiwan:home versus instisutional care services[J]. Arch Gerontol Geriatr,2010,51(2):159-163.

[65] RYMER S,SALLOWAY S,NORTON L. Impaired awareness,behavior disturbance,and caregiver burden in Alzheimer disease[J]. Alzheimer Disease and Associated Disorders,2002,16(4):248-253.

[66] PETRA MAREŠOVÁ,VERONIKA ZAHÁLKOVÁ. The economic burden of the care and treatment for people with Alzheimer's disease: the outlook for the Czech Republic[J]. Neurological Sciences,2016,37(12):1917-1922.

[67] MORRIS S, LAURIDSEN J, ANDERSEN K. Cost of dementia: impact of disease progression estimated in data[J]. Public Health, 2008, 31(2): 119-125.

[68] 何国琪. 老年性痴呆患者亲属照料负担与心理健康的相关性分析[J]. 中国慢性病预防与控制, 2009, 2: 184-185.

[69] 徐孙江. 老年痴呆患者住院治疗前后家属心理负担研究[J]. 上海精神医学, 2009, 5(3): 179-181.

[70] 穆福骏, 潘乃林. 老年痴呆患者家庭焦虑照顾者体验的质性研究[J]. 护理管理杂志, 2012, 4(6): 441-442.

[71] 蒋芬, 王卫红, 王庆妍, 等. 老年期痴呆患者照顾者的照顾感受[J]. 中国老年学杂志, 2014, 5(3): 759-762.

[72] 郭晓娟, 屈彦. 西安市阿尔茨海默病经济负担调查及影响因素分析[J]. 临床研究, 2019, 5: 446-452.

[73] 黄伟, 薛慧英, 李刚, 等. 老年痴呆患者照料者 Zarit 回归分析[J]. 中国公共卫生, 2016, 32(12): 1741-1744.

[74] 娄青, 李阳, 刘淑玲. 阿尔茨海默病照料者心理压力及影响因素分析[J]. 中国城乡企业卫生, 2016, 31(2): 1-4.

[75] 王婧, 李小妹. 社区痴呆症病人家庭照顾者负担及影响因素研究[J]. 护理研究, 2016, 9(7): 786-790.

[76] ANDERSEN C K, LAURIDSEN J. Cost of dementia: impact of diseaseprogression estimated in data[J]. Public Health, 2013, 31(2): 119-125.

[77] 郭晓娟, 屈彦, 杜桂芳, 等. 痴呆照料者的综合压力和痛苦调查[J]. 中国实用神经疾病杂志, 2014, 4(11): 37-38.

[78] BAMIDIS P D, VIVAS A B, STYLIADIS C, FRANTZIDIS C, KLADOS M, SCHLEE W, SIOUNTAS A, PAPAGEORGIOU P G. A review of cognitive and physical interventions in aging[J]. Neuroscience & Biobehavioral Reviews, 2014.

[79] CAMACHO ACLF, COELHO M J. Accidents in elderly patients with Alzheimer's disease: preventive nursing care[M/OL]. Revista de Pesquisa: Cuidado é Fundamental Online, 2011, 3: 1904-1911.

[80] BIANCA TORRES. Advisory council on Alzheimer's research, care, and services [EB/OL]. [2015-4-26]. http://www.helpage.org/global-agewatch/.

[81] Caregivers' resilience in mild and moderate Alzheimer's disease[EB/OL]. [2015-6-25].http://news.nationalpost.com/news/canada/most-canadians-doubt-health-care-system-prepared-to-handle-tsunami-of-aging-boomer-snew-poll-shows.

[82] 王晓成,贺亚琴,朱晓辉.某院2002—2014年住院患者前10位疾病顺位综合分析[J].中国医院统计,2016,2:145-147.

[83] 雷婷,马亚娜,聂宏伟,等.中国现阶段老年期痴呆患病率的Meta分析[J].现代预防医学,2012(4):809-811+814.

[84] KUO D G,TAY FEH,XU L,YU L M,NYAN M N,CHONG F W,et al. Characterization and fabrication of novel micromachined electrode for BSN-based vital signs monitoring system[R]. In:Proc Sixth International Workshop on Body Sensor Networks,2009.

[85] GUSTAVSSON A,CATTELIN F,JONSSON L. Costs of care in a mild -to-moderate Alzheimer clinical trial sample:key resources and their determinants[J]. Alzheimers Dement,2011,7(4):466-473.

[86] RYMER S,SALLOWAY S,NORTON L,et al. Impaired awarenness, behavior Disturbance,and caregiver burden in alzhheimer disease[j]. alzhheimer disease and Associated Disorders,2016(4):248-253.

[87] SINGH SWATI,GUPTA PRERANA. Care giver burden & assessment of personality profile in primary care giver of dementia of Alzheimer's type[J]. International Journal of Clinical Psychiatry,2018,6(1):894-898.

[88] MORRIS S,PATEL N,BAIO G,et al. Monetary costs of agitation in older adults with Alzheimer's disease in the UK:prospective cohort study[J]. BMJ Open, 2015,5(3):367-382.

[89] 熊芸,杨婷.喘息照护对阿尔茨海默病主要照护者压力影响的效果观察[J].饮食保健,2017,4(15):205-206.

[90] JONSSON L. NIH:Estimates of funding for various resesrch, condition and disease categories(RCDC) [EB/OL]. [2018-9-23]. http://report.nih.gov/rcdc/categories/.

[91] 刘昶荣.2030年我国阿尔茨海默症疾病经济负担可能高达17万亿元[N].中国青年报,2018-10-11.

[92] 阿尔茨海默症老人有了专业养老院[EB/OL]. [2018-7-6]. http://news.cctv.com/2018/07/06/VIDEj35aUmEqP47TBZV4iq4q180706.shtml.

[93] 党俊武,魏彦彦,刘妮娜. 老龄蓝皮书:中国城乡老年人生活状况调查报告 (2018)[M]. 北京:社会科学文献出版社,2018.

[94] BRIAND D,OPREA A,COURBAT A,BARSAN N. Making environmental sensors on plastic foil[J]. Materials Today,2011,14:16-423.

[95] VAN DE VEN A,BOURKE C,TAVARES C,FELD J,NELSON,ROCHA, LAIGHIN GO. Integration of a suite of sensors in a wirelessHealth sensor platform[J]. in Proc IEEE Sensors,2011:1678-1683.

[96] WADA K,SHIBATA T,SAITO T,SAKAMOTO K,TANIE K. Psychological and social effects of one year robot assisted activity on elderly people at a health service facility for the aged,in robotics and automation[C]. ICRA 2015,Proceedings of the IEEE International Conference on,2015.

[97] MUTASINGWA DR,GE H,UPSHUR REG. How applicable are clinical practice guidelines to elderly patients with comorbidities[J]. Can Fam Physician, 2011,57:253-262.

[98] PAPADELIS C,BRAUN C,PANTAZIS D,SOEKADAR SR,BAMIDIS P. Using Brain Waves to Control Computers and Machines[J]. Advances in Human-Computer Interaction,2013,11:2593-2620.

[99] BAMIDIS PD,VIVAS AB,STYLIADIS C,FRANTZIDIS C,KLADOS M, SCHLEE W,SIOUNTAS A,PAPAGEORGIOU P G. A Review of Cognitive and Physical Interventions in Aging[C]. Neuroscience & Biobehavioral Reviews,2014.

[100] CAMACHO ACLF,COELHO M J. Accidents in elderly patients with Alzheimer's disease:preventive nursing care[C]. Revista de Pesquisa:Cuidado é Fundamental Online,2011.

[101] DELZVANDEA A. Ready to deal with aging babies tsunami new poll shows [EB/OL]. [2015-4-26]. http://news.nationalpost.com/news/canada/most-canadians-doubthealth-care-system-prepared-to-handle-tsunami-of-aging-boomer-snew-poll-shows.

[102] JABŁOŃSKI,JAROSŁAW,SIBIŃSKI MARCIN,POLGUJ MICHAŁ. The influence of implant position on final clinical outcome and gait analysis after total knee arthroplasty[J]. Journal of Knee Surgery,2019,29(3):891-896.

[103] PANULA J, PIHLAJAMA¨KI H, MATTILA VM, JAATINEN P, VAHLBERG T, AARNIO P, KIVELA¨ S-L. Mortality and cause of death in hip fracture patients aged 65 or older—a population-based study. BMC Musculoskelet Disord, 2011, 12: 105-110.

[104] FAHY AS, WONG F, KUNASINGAM K, NEEN D, DOCKERY F, AJUIED A, BACK D L. A review of hip fracture mortality—why and how does such a large proportion of these elderly patients[J]. Alzheimer's & Denentia, 2014, 5: 227-232.

[105] THIES W, BLEILER L. 2013 Alzheimer's disease facts and figures[J]. Alzheimer's Dement, 2013, 9(2): 208-245.

[106] JORGE LATORRE, CAROLINA COLOMER, ROBERTO LLORENS. Gait analysis with the Kinect v2: normative study with healthy individuals and comprehensive study of its sensitivity, validity, and reliability in individuals with stroke [J]. Journal of NeuroEngineering and Rehabilitation, 2019, 16 (1): 573-599.

[107] WHITE SM, GRIFFITHS R. Projected Incidence of Proximal Femoral Fracture in England[J]. NHS Hip Fracture Anaesthesia Network (HIPFAN), 2011, 42 (11): 1230-1233.

[108] MAKIHARA Y, MANNAMI H, YAGI Y. Gait analysis of gender and age using a large-scale multi-view gait database[J]. Computer Science, 2010, 6493: 440-451.

[109] DAI J, BAI X, YANG Z, SHEN Z, XUAN D. Mobile phonebased pervasive fall detection[J]. Pers Ubiquit Comput, 2011, 14: 633-643.

[110] MONTERIO E, PETRYSCHUK S, WELLSTOOD J, DEEN M J. Physiotherapy knee brace[R]. ECE Project Report, McMaster University, 2015.

[111] KWON KYUM YIL. Centers for disease control and prevention (CDC). Effect of short sleep duration on daily activities—United States[J]. Morbidity and mortality weekly report, 2011, 60: 239-252.

[112] BRIENNE MINER. Sleep in the aging population[EB/OL]. [2018-4-26]. http://sleep foundation.org/sleep-topics/aging-and-sleep.

[113] COLTEN HR. Altevogt BM sleep disorders and sleep deprivation: an unmet public health problem[R]. US Institute of Medicine Committee on Sleep Medicine and Research, Washington, DC: Nat' Academies Press, 2019.

[114] SAYORWAN W, SIRIPORNPANICH V, PIRIYAPUNYAPORN T, HON-GRATANAWORAKIT T, KOTCHABHAKDI N, RUANGRUNGSI N. The effects of lavender oil inhalation on emotional states, autonomic nervous system, and brain electrical activity[J]. J Med Assoc Thai, 2016, 95(4): 98-606.

[115] METSIS V, KOSMOPOULOS D, ATHITSOS V, MAKEDON F. Noninvasive analysis of sleep patterns via multimodal sensor input[J]. Pers Ubiquit Comput, 2014, 18: 19-26.

[116] JEONG CW, JOO S-C, JEONG YS. Sleeping situation monitoring system in ubiquitous environments[J]. Pers Ubiquit Comput, 2014, 17: 1357-1364.

[117] GEORGINA L K, CORTE FRANCO, GWYTHER L P. Caregiver well-being: a multidimensional examination of family caregivers of demented adults[J]. Gerontollgist, 2013, 26: 253-259.

[118] SUZUKI T, MURASE S, TANAKA T, OKAZAWA T. New approach for early detection of dementia by recording in house-activities[J]. Telemed J E Health, 2007, 13: 41-44.

[119] Active Aging—A Policy Framework. A contribution of the world Health Organization to the second United Nations world assembly on ageing[R]. Madrid, Spain, 2012.

[120] PEETERS G, DOBSON A J, DEEG DJH, BROWN W J. A lifecourse perspective on physical functioning in women[J]. Bull World Health Organ, 2013, 91: 661-670.

[121] ALAM M. R, REAZ M. B. I, ALI, M. A. M. A review of smart homes—past, present, and future[J]. IEEE Trans Syst, Man Cybern. 2012: 42, 1190-1203.

[122] BLASCO R, MARCO Á, CASAS R, CIRUJANO D, PICKING R. A smart kitchen for ambient assisted living[J]. Sensors, 2014: 14, 1629-1653.

[123] DURAN SERHAN, KARATAS MUMTAZ. Finding optimal schedules in a home energy management system[J]. Electric Power Systems Research, 2019: 182, 106-229.

[124] CHEN C. Y, TSOUL Y. P, LIAO S. C, LIN C. T. Implementing the design of smart home and achieving energy conservation[C]. In Proceedings of the 2013 7th IEEE International Conference on Industrial Informatics, Cardiff, UK, 2013.

[125] ISHIKAWA N. PUCC Activities on overlay networking protocols and metadata for controlling and managing home networks and appliances[C]. Proc. IEEE, 2013.

[126] 刘永凯,孙珅,史文飞,等. 一种基于可穿戴设备和智能手机的呼吸监测系统 [J]. 北京生物医学工程,2019,38(4):417-423.

[127] ROWE M. A, GLOVER J. C. Antecedents, descriptions and consequences of wandering in cognitively-impaired adults and the Safe Return (SR) program[J]. American Journal of Alzheimer's Disease and Other Dementias, 2011, 16: 344-352.

[128] AUD M. A. Dangerous wandering: elopements of older adults with dementia from long-term care facilities[J]. American Journal of Alzheimer's Disease and Other Dementias, 2014, 19: 361-368.

[129] 王俊秀. 社会心理服务体系建设与应急管理创新[J]. 人民论坛·学术前沿, 2019,5: 22-27.

[130] LÍDIA PINHEIRO, CÉLIA FAUSTINO. Therapeutic strategies targeting amyloid-β in Alzheimer's disease [J]. Current Alzheimer Research, 2019, 16(5): 418-465.

[131] GARCIA-ALBERCA J M. Cognitive-behacioral treatment for depressed patients with Alzheimer's disease: an open trial[J]. Archives of Gerontlilgy&Ggeriatrics, 2017, 71: 1.

[132] SANGLIER T, SARAGOUSSI D, MILEA D, et al. Depressed older adults may be less cared for than depressed younger Ones[J]. Psychiatry Res, 2015, 229 (3): 905-912.

[133] KHAN Z. Attitude towards intelligent service robots. Technical report No. TRITA-NA-P9821. NADA, KTH, Stockholm, 2012.

[134] MELANDER A, FÄLTHOLM Y, GARD G. Safety vs. privacy: elderly persons' experiences of a mobile safety alarm[J]. Health and Social Care in the Community, 2012, 16(4): 337-346.

[135] KAMEL M, et al. CAALYX: A new generation of location-based Services in Healthcare[J]. International Journal of Health Geographics, 2007, 9 (6): 1186-1476.

[136] Apparatus and method for locating missing persons, animals and objects. toubia S. et al. United Stated Patent. N (US—6,317,049,B1)[P]. 2009-11-13.

[137] SCANAILL C N. Sensor technologies:healthcare, wellness, and environmental applications[M]. Ireland: Virginia, 2014.

[138] MISKELLY F. Electronic tracking of patients with Dementia and Wandering Using Mobile Phone Technology[J]. Age and Ageing, 2010, 34:497-518.

[139] SHUWANDY MOCEHEB LAZAM, ZAIDAN B B, ZAIDAN A A, ALBAHRI A S. Sensor-based mhealth authentication for real-time remote healthcare monitoring system: a multilayer systematic review[J]. Journal of Medical Systems, 2019, 2(43):33-46.

[140] RIISGAARD T, et al. 2010. Using smart sensors and a camera phone to detect and verify fall of elderly persons[J]. European Medicine, Biology and Engineering Conference (EMBEC), Prague, Czech Republic, 2015, 11:20-25.

[141] 于翠杰, 郭雅静. 生活在此处: 社交网络与赋能研究报告 [EB/OL]. [2017-02-14]. http://it. people. com. cn/n1/2017/0214/c1009-29080028. html.

[142] 世界卫生统计年鉴 2018 [EB/OL]. [2018-6-14]. http://www.doc88.com/p-2963873897439.html

[143] XIA LI, BAOTING DOU, RUO YUAN, YUN XIANG. Mismatched catalytic hairpin assembly and ratiometric strategy for highly sensitive electrochemical detection of microRNA from tumor cells[J]. Sensors and Actuators B: Chemical, 2019, 286:191-197.

[144] MICHAEL PSARAKIS, DAVID A GREENE, MICHAEL H COLE, et al. Wearable technology reveals gait compensations, unstable walking patterns and fatigue in people with multiple sclerosis[J]. Physiological Measurement, 2018, 7:104-119.

[145] HALLIDAY A J, MOUTON S E, WALLACE G C, COOK M J. Novel methods of antiepileptic drug delivery-polymer-based implants[EB/OL]. [2012-4-4]. http://dx.Doi.org/10.1016/j.addr.

[146] WONG H L, WU X Y, BENDAYAN R. Nanotechnological advances for the delivery of CNS therapeutics[J]. Advanced Drug Delivery Reviews, 2012, 64:686-700.

[147] YANG GENG, DENG JIA, PANG GAOYANG, et al. An Iot-enabled stroke rehabilitation system based on smart wearable armband and machine learning[J]. IEEE Journal of Translational Engineering in Health and Medicine, 2018, 6:2681-2722.

[148] NIAZMAND K, TONN K, KALARAS A, FIETZEK U M, MEHRKENN J H, LUETH T C. Quantitative evaluation of Parkinson's disease using sensor based smart glove[Z]. Proc 24th international symposium on computer-based medical systems (CBMC 2011), 2011.

[149] QINGBO AN, SHIYU GAN, JIANAN XU, et al. A multichannel electrochemical all-solid-state wearable potentiometric sensor for real-time sweat ion monitoring[J]. Electrochemistry Communications, 2019, 10(107): 1016-1033.

[150] MARC PARRILLA, TOMÀS GUINOVART, JORDI FERRÉ, et al. A wearable paper-based sweat sensor for human perspiration monitoring[J]. Advanced Healthcare Materials, 2019, 8(16): 342-363.

[151] SELVARAJ NANDAKUMAR. Psychological acute stress measurement using a wireless adhesive biosensor[J]. Annual International Conference of the Ieee Engineering in Medicine and Biology Society, 2015, 10: 3137-3140.

[152] THEEKSHANA DISSANAYAKE, YASITHA RAJAPAKSHA, ROSHAN RAGEL. An ensemble learning approach for electrocardiogram sensor based human emotion recognition[J]. Sensors, 2019, 20(10): 339-360.

[153] JOURAND P, DE CLERC H, PUERS R. Robust monitoring of vital signs integrated in textile[J]. Sensors and Actuators A: Physical, 2010, 161: 288-196.

[154] AMON MARC WORTMANN, et al. Importance of national plans for Alzheimer's disease andedementia[J]. Alzheimer's Research &Therapy, 2013, 8: 5-40.

[155] NASA Lifeguard system[EB/OL]. [2015-5-7]. http://simson.net/ref/2015/csci e-170/handouts/final/sanj1-spargos 1 paper.pdf.

[156] SUNG M, MARCI C, PENTLAND A. Wearable feedback systems for rehabilitation[J]. Journal of Neuroengineering and Rehabilitation, 2015, 2: 17.

[157] CHANG J R, TAI C C. A new wireless-type physiological signal measuring system using a PDA and the Bluetooth technology[J]. Biomedical Engineering Applications, Basis & Communications, 2012, 17: 229-35.

[158] JAGOS H, OBERZAUCHER J. Development of a wearable measurement system to identify characteristics in human gait - eSHOE[C]. Proc ICCHP 2010, 2010.

[159] AURANET URLs[EB/OL]. [2012-5-17]. http://www.cs.uoregon.edu/research/wearables/.

[160] MOHAMED ELGENDI, CARLO MENON. Assessing anxiety disorders using wearable devices: challenges and future directions[J]. Brain Sciences, 2019, 3

（9）：329-350.

[161] GRUEBLER ANNA, SUZUKI KENJI. Measurement of distal EMG signals using a wearable device for reading facial expressions[J]. Annual International Conference of the Ieee Engineering in Medicine and Biology Society, 2010, 10: 4594-4597.

[162] VUORELA T, SEPPÄ VP, VANHALA J, HYTTINEN J. Design and implementation of a portable long-term physiological signal recorde[J]. IEEE Transactions on Information Technology in Biomedicine, 2011, 14(3): 718-725.

[163] 刘永凯, 孙珅, 史文飞, 等. 一种基于可穿戴设备和智能手机的呼吸监测系统[J]. 北京生物医学工程, 2019, 38(4) :417- 423.

[164] Myheart: fighting cardio-vascular diseases by preventive lifestyle & early diagnosis[EB/OL]. [2018-5-7]. http://www. hitech-projects. com/euprojects/myheart/.

[165] DI RIENZO M, RIZZO F, MERIGGI P, CASTIGLIONI P, MAZZOLENI P, FERRARIN M, et al. MagIC: a textile system for vital signs monitoring. Advancement in design and embedded intelligence for daily life applications[C]. Proc 29th annual international conference of the IEEE EMBS, 2010.

[166] COYLE S, LAU KT, MOYNA N, et al. BIOTEX—biosensing textiles for personalized healthcare management[J]. IEEE Transactions on Information Technology in Biomedicine, 2010, 14(2): 364-370.

[167] CURONE D, SECCO EL, TOGNETTI A, et al. Smart garments for emergency operators: the Proetex project[J]. IEEE Transactions on Information Technology in Biomedicine, 2010, 14(3): 694-701.

[168] LUPRANO J. European projects on smart fabrics, interactive textiles: sharing opportunities and challenges[C]. Proc workshop on wearable technology and intelligent textiles, 2010.

[169] WEBER JL, BLANC D, DITTMAR A, COMET B, CORROY C, NOURY N, et al. Telemonitoring of vital parameters with newly designed biomedical clothing VTAM[C]. Proc new generation wearable systems EHealth international workshop, 2010.

[170] GABOR G TOTH, ALEXANDRA LANSKY, ANDREAS BAUMBACH, et al. Validation of the all-comers design: Results of the TARGET-AC substudy[J]. American Heart Journal, 2019, 10(19): 148-154.

[171] JUAN LIU, LAN HU, KUAN ZHENG, et al. Design of Elderly Smart Clothing Application Based on Wearable Device[C]. Proceedings of 2019 3rd Scientific Conference on Mechatronics Engineering and Computer Science(SCMC 2019), 2019.

[172] MITHRIL RESOURCES LTD. MITHRIL RESOURCES LTD - SEMI-ANNU-AL REPORT/6 MONTHS [EB/OL]. [2017-12-31]. http://www.media.mit.edu/wearables/mithril/.

[173] NARANJO-HERNÁNDEZ DAVID, TALAMINOS-BARROSO ALEJANDRO, REINA-TOSINA JAVIER, et al. Smart Vest for Respiratory Rate Monitoring of COPD Patients Based on Non-Contact Capacitive Sensing[J]. Sensors, 2018, 7 (18): 1807-1821.

[174] ANONYMOUS. Noninvasive Device Tests Sweat Continuously for Hours [EB/OL].[2017-5-17].http://simson.net/ref/2014/cscie-170/handouts/final/sanj1-spargos 1 paper.pdf.

[175] 仇春燕, 胡越. 户外运动监测功能骑行服的设计研究[J]. 上海纺织科技, 2016, 44 (4) :36-37.

[176] HAMMOODI ASMAA SALIH, ÖZDEMIR SUAT, TUNCER A. TURGUT, et al. Security and privacy in medical internet of things and cluster-based wireless sensor networks for health care[J]. Journal of Medical Imaging and Health Informatics, 2020, 1 (10) :211-222.

[177] CHUNG W Y, LEE S C, TOH S H. WSN based mobile u-healthcare system with ECG, blood pressure measurement function[C]. Proc 30th annual international conference of the IEEE EMBS, 2010.

[178] LOEW N, WINZER K J, BECHER G, SCHÖNFUD, FALCK T, ULRICH G, et al. Medical sensors of the BASUMAbody sensor network[C]. Proc 4th international workshop on wearable and implantable body sensor networks, 2010.

[179] XIAO S, DHAMDHERE A, SIVARAMAN V, BURDETT A. Transmission power control in body area sensor networks for healthcare monitoring[J]. IEEE Journal on Selected Areas in Communications, 2010, 27(1):37-48.

[180] GUO DG, TAY FEH, XU L, el at. Characterization and fabrication of novel micromachined electrode for BSN-based vital signs monitoring system[C]. Proc sixth international workshop on body sensor networks, 2010.

[181] OLIVER N, MANGAS F F. Health Gear: A real-time wearable system for monitoring and analyzing physiological signals[C]. Proc international workshop on body sensor networks, 2011.

[182] SULLIVAN F, WYATT J C. ABC of health informatics, why is this patient here today[J]. BMJ, 2009, 331: 678-80.

[183] SALANI MEGHA, ROY SHUVO, FISSELL WILLIAM H. Innovations in Wearable and Implantable Artificial Kidneys[J]. American Journal of Kidney Diseases, 2018, 5(72): 745-751.

[184] VALDASTRI P, MENCIASSI A, ARENA A, CACCAMO C, DARIO P. An implantable telemetry platform system for in-vivo monitoring of physiological parameters[J]. IEEE Transactions on Information Technology in Biomedicine, 2012, 8(3): 271-8.

[185] MICHAEL KÜHNE, WILFRIED ANDRÄ, CHRISTOPH WERNER, et al. Wireless power transmission in endoscopy capsules[J]. Biomedical Engineering, 2019, 6(64): 677-682.

[186] GÓMEZ EJ, HERNANDO PÉREZ ME, VERING T, et al. The INCA system: a further step towards a telemedical artificial pancreas[J]. IEEE Transactions on Information Technology in Biomedicine, 2011, 12(4): 470-479.

[187] SIEG A, GUY R H, DELGADO-CHARRO M B. Simultaneous extraction of urea and glucose by reverse iontophoresis in vivo. Pharmaceutical Research, 2014, 21(10): 1805-1810.

[188] JEAN B, GREEN E, MCCLUNG M. A microwave frequency sensor for non-invasive blood-glucose measurement[J]. Sensors applications symposium, 2010: 4-7.

[189] HAAHR R G, DUUN S, THOMSEN E V, HOPPE K, BRANEBJERG J. A wearable "electronic patch" for wireless continuous monitoring of chronically diseased patients[C]. Proc 5th international workshop on wearable and implantable body sensor networks, in conjunction with the 5th international summer school and symposium on medical devices and biosensors, 2010.

[190] JESSICA N, TOMASI, MEGAN V. Second skin enabled by advanced electronics[J]. ADVANCED SCIENCE, 2019, 18(6): 830-839.

[191] JIANG L C, ZHANG W D. A highly sensitive nonenzymatic glucose sensor based on CuO nanoparticles-modified carbon nanotube electrode[J]. Biosensors

and Bioelectronics, 2010, 25:1402-1407.

[192] BHATTACHARYA M, HONG S, LEE D, CUI T, GOYAL SM. Carbon nanotube based sensors for the detection of viruses[J]. Sensors and Actuators B: Chemical, 2011, 155:67-74.

[193] CHEREVKO S, CHUNG C H. Gold nanowire array electrode for non-enzymatic voltammetric and amperometric glucose detection[J]. Sensors and Actuators B:Chemical, 2010, (142):216-223.

[194] LU G, YANG F, JING X, WANG J. Contact-free measurement of heartbeat signal via a Doppler radar using adaptive filtering[C]. Proc international conference on image analysis and signal processing (IASP), 2013.

[195] A. VON CHONG, M. TEROSIET, A. HISTACE, el at. Towards a novel single-LED pulse oximeter based on a multispectral sensor for IoT applications[J]. Microelectronics Journal, 2019, 88:128-136.

[196] 华伟, 胡奕然, 顾敏. 可穿戴式除颤器的临床应用一例[J]. 中华心律失常学杂志, 2018, 5:439-440.

[197] 尹文枫. 移动医疗中数据处理和智能解析方法的研究[D]. 北京:北京邮电大学, 2019.

[198] BodyMedia可以远程监控您的食物和运动[EB/OL]. [2019-6-3]. https://www.qidic.com/27820.html.

[199] Automatic sleep-wake and nap analysis with a new wrist worn online activity monitoring device vivago WristCare[EB/OL]. [2019-6-3]. https://pubmed.ncbi.nlm.nih.gov/12627738/.

[200] Accuracy of the LifeShirt (VivoMetrics) in the detection of cardiac rhythms [EB/OL]. [2019-6-3]. http://researchers.uq.edu.au/research-project/20352.

[201] WelchAllyn开发了Micropaq Monitor系统[EB/OL]. [2018-7-9]. http://www.hanfeiyiliao.com/Products/D7680659.html.

[202] Sensatex to begin smartshirt trials [EB/OL]. [2019-6-3]. https://www.textile-world.com/textile-world/features/2007/05/sensatex-to-begin-smartshirt-trials/.

[203] 泰利特携手CARDIONET助力医生远程监控患者心脏健康[EB/OL]. [2012-5-16]. http://news.rfidworld.com.cn/2012_05/4a0bbc9cab8dd793.html.

[204] 动态血糖监测仪(CGMS GOLD) [EB/OL]. [2011-4-9]. http://bbs.tnbz.com/thread-204367-1-1.html.

[205] Diabetes Care Products [EB/OL]. [2020-4-9]. https://www.menarinidiagnostics.com/en-us/.

[206] 雅培投资于糖尿病护理初创公司 [EB/OL]. [2018-11-10]. https://www.sohu.com/a/118110907_148974.

[207] WILLIAM CONTRERAS，SOTIRIOS ZIAVRAS. Wireless sensor network-based pattern matching technique for the circumvention of environmental and stimuli-related variability in structural health monitoring[J]. Management Information Systems Quarterly 2016，6（1）：319-340.